EMERGENCY
TRIAGE

急诊预检分诊

金静芬◎主编

ZHEJIANG UNIVERSITY PRESS
浙江大学出版社

图书在版编目（CIP）数据

急诊预检分诊 / 金静芬主编. — 杭州 ：浙江大学
出版社，2020.12(2025.2重印)
ISBN 978-7-308-20849-9

Ⅰ.①急… Ⅱ.①金… Ⅲ.①急诊—手册 Ⅳ.
①R459.7-62

中国版本图书馆CIP数据核字(2020)第237739号

急诊预检分诊

金静芬　主编

责任编辑	张凌静
责任校对	潘晶晶
封面设计	续设计-雷建军
出版发行	浙江大学出版社
	（杭州市天目山路148号　邮政编码310007）
	（网址:http://www.zjupress.com）
排　　版	杭州晨特广告有限公司
印　　刷	广东虎彩云印刷有限公司绍兴分公司
开　　本	710mm×1000mm　1/16
印　　张	8.75
字　　数	172千
版 印 次	2020年12月第1版　2025年2月第5次印刷
书　　号	ISBN 978-7-308-20849-9
定　　价	48.00元

编 委 会

主 编 金静芬

编 者（按姓氏笔画排序）

王　飒（浙江大学医学院附属第二医院）

王钰炜（浙江大学医学院附属第二医院）

杨旻斐（浙江大学医学院附属第二医院）

沈小玲（浙江大学医学院附属杭州市第一人民医院）

张玉萍（浙江大学医学院附属第二医院）

陈水红（浙江大学医学院附属第二医院）

金静芬（浙江大学医学院附属第二医院）

徐凌燕（浙江大学医学院附属妇产科医院）

郭芝廷（浙大城市学院）

黄赣英（浙江大学医学院附属杭州市第一人民医院）

编写秘书 王　飒（浙江大学医学院附属第二医院）

前　言

　　急诊预检分诊是急诊就诊的首要环节,也是保证医疗质量和患者安全、确保急危重症患者能够得到更加快速的救治的重要支撑。目前,发达国家预检分诊标准化建设已经相对成熟,部分国家(如澳大利亚、加拿大、英国、美国等)在20世纪90年代已开始应用先进的预检分诊标准,并得到很好的统一执行。我国卫生部《急诊科建设与管理指南(试行)》(卫医政发〔2009〕50号)、国家卫生和计划生育委员会《需要紧急救治的急危重伤病标准及诊疗规范》(国卫办医发〔2000〕32号)、国家卫生行业标准《医院急诊科规范化流程》(WS/T390—2012)也均强调急诊预检分诊的重要性,并出台了相关的指导性文件。但在实际执行过程中,各医疗机构急诊科在分诊、分级、就诊方面还存在标准不一、执行力度不同等情况。2018年,由浙江大学医学院附属第二医院牵头,联合全国12家医院申请的卫生标准制修订项目《急诊预检分诊》(编号20181401)批准立项。应用大数据分析、德尔菲专家咨询法构建急诊预检分诊标准,经全国范围应用后不断完善,构建了符合我国国情的、简便、可操作性强的急诊预检分诊标准。

　　本书的编写力求突出实用性与前沿性,从国内外预检分诊发展、急诊预检分诊标准、分诊流程、分诊台要求以及分诊质量评价和智能化展望等方面详细阐述急诊预检分诊相关内容及注意事项,为急诊预检工作者提供循证依据,指导实践,主要供全国范围内各级医院急诊预检分诊参考使用。

　　在本书的整个筹划、编写、审校和出版过程中,编写团队精诚合作,精益求精。本书中标准的多中心推广应用也得到了浙江大学医学院附属第二医院、华中科技大学同济医学院附属同济医院、河南省人民医院、首都医科大学附属北京朝阳医院、重庆医科大学附属第二医院、浙江大学医学院附属杭州市第一人民医院、杭州市第二人民医院以及长兴县人民医院等单位领导和专家的鼓励与支持,在此表示深深的感谢! 当然,由于时间紧迫及最新信息的延迟性,书内难免仍有疏漏及不妥之处,恳请广大读者不吝指正。

金静芬

2020年8月

目　录

第一章 绪 论

第一节 概 述

一、急诊预检分诊发展

近年来,随着社会的发展、人民生活水平的提高及就医需求的增长,急诊科拥挤现象越来越严重,随之出现的问题是急诊系统应对能力、患者满意度的下降,以及医疗费用、并发症事件的增加,严重影响急诊医疗护理的质量和医院的整体服务品质。急诊患者由于发病急、病情重,对医疗服务的时限性和有效性的需求更加迫切。然而,由于没有对急诊患者进行分级,常常出现危重患者不能及时接诊,而病情较轻的患者却占用了大量急诊医疗资源的现象。

我国急诊医学发展历经三十余载,各级医院的急诊患者流量逐年增加,上述问题日益严重。一方面,急诊医学得到了社会更广泛的认同,急诊科解决了越来越多的医疗需求;另一方面,这些问题也给学科发展埋下了更大的隐患。目前,国外发达国家预检分诊标准化建设已经相对成熟,尽管各标准间内容有一定的差异,但综合来看,均按照病情危重程度对急诊患者进行分类。因此,积极吸取国外先进的预检分级分诊标准发展中的经验,建立符合我国国情的科学、简便、高效的急诊患者病情分级标准,使得急诊患者按照病情分级就诊,确保危重患者的优先救治,最大限度地利用有限的急诊医疗资源,是我们目前迫切需要解决的问题之一。

二、相关概念界定

1. 分诊(triage) 分诊指对患者进行快速评估,根据其急危程度进行优先次序的分级。"triage"一词来源于法文"trier","分类、选择"的意思。18世纪,西方军医建立并实施战场伤员的分拣,被认为是最早的分诊模型,随后不同国家军队相继实践。20世纪60年代开始,分诊的概念被正式引入医院急诊室,之后被广泛采纳。分诊工作最初由医生负责,后改由护士负责。从20世纪70年代起,国外开始应用循证医学方法开展预检分诊的效能及有效性方面的研究,分诊进入了标准化、科学化发展的时代。此外,现代分诊强调再评估(re-triage)的概念,即完成初次分诊后,在一定时间内或患者出现症状改变后要对其进行重新评估、分级,从而有效降低患者在候诊过程中因病情变化或误分诊等引起的不良事件的发生率。

2. 急诊预检分诊(emergency triage) 急诊预检分诊指对急诊就诊患者进行快速评估,根据其急危程度进行优先次序的分级与分流。分诊作为急诊患者就诊的第一道关口,采取科学的方法将患者进行分类,迅速识别急、危、重患者,有助于充分利用急诊资源,维持急诊患者就诊秩序,确保急诊患者安全。

3. 急诊预检分诊标准(emergency triage scale) 急诊预检分诊标准是人为制定的辅助分诊人员分诊的工具,是一个根据患者病情的轻、重、缓、急对患者进行分类的基本框架,使分诊人员在分诊时有章可循、有据可依。一个安全有效的分诊标准,不仅可以识别真正危急的患者,降低患者在候诊过程中不良事件的发生率,而且有助于合理安排有限的急诊医疗资源,提高急诊医疗的质量和效率。

理想的分诊标准应具备以下三个特征。①方便快捷。急诊以"急"为特征,具有时效性,分诊人员需快速对急诊就诊患者进行分类,因此,所定标准及标准指标必须简便、易操作,适合分诊时使用。②科学准确。分诊标准应能准确识别需立即给予抢救措施的患者,这就要求该标准一定要科学准确,对于同一患者不同的分诊人员采用该分诊标准做出的结果应该是一致的。③安全、有效。分诊旨在根据患者病情的危重程度安排救治的优先次序,因此分诊级别应该能够准确反映患者病情或伤势的急危程度,以避免发生分诊不足(指为患者分诊的级别低于患者实际的病情危重程度,可能存在患者病情恶化未识别的风险,影响患者安全),以及分诊过度(指为患者分诊的级别高于患者实际的病情危重程度,造成急诊医疗资源的浪费)。

第二节 急诊预检分诊发展

一、国外急诊预检分诊发展现状

从20世纪90年代开始,多个国家开始组织专门的机构或委员会,在3类分诊模型的基础上研究制定新的分诊标准。目前,国际上常用的分诊标准为5级分诊标准,如90年代最先出现的澳大利亚分诊标准,随后出现的加拿大预检分诊标准、英国曼彻斯特分诊标准、美国急诊严重度指数等。部分国家还针对特殊人群另设标准,如2001年加拿大制定的儿童预检分诊标准,2006年瑞典根据中老年急诊患者病情变化迅速及其生理特点而制定的阿尔宾模型(Albin Mode)。近年来,随着国际交流的日益密切,也有学者提出应该制定一个国际分诊标准,便于跨文化间的交流与合作。

(一)澳大利亚分诊标准

澳大利亚分诊标准(Australasian Triage Scale,ATS),由澳大利亚急诊医学院(Australasian College for Emergency Medicine,ACEM)于1994年制定,当时被命名为国家分诊标准(National Triage Scale, NTS)。随着标准的不断发展和完善,2000年更名为ATS,最近一次修订是在2005年。

ATS根据患者存在的最紧急的临床特征将患者分为5个等级,分诊限定在10min内完成。其中:Ⅰ级为复苏患者,要求即刻处置;Ⅱ级为危急患者,要求在10min内给予相应的处理;Ⅲ级为紧急患者,要求在30min内予以处置;Ⅳ级为次紧急患者,需在60min内给予处理;Ⅴ级为非紧急患者,可在120min内给予相应的处置。

作为国际上第一个规范的5级预检分诊标准,ATS对后来加拿大、英国、美国等国家分诊标准的制定产生了很大的影响。目前,ATS在澳大利亚、新西兰得到了广泛应用。但也有研究指出ATS的使用范围受到限制。如2009年,Gerdtz等(2009)采用模拟场景形式进行调查发现,ATS对于精神病患者及妊娠期妇女容易出现分诊不足的情况;2008年,Creaton等(2008)研究发现在急诊患者流较大时,ATS容易出现分诊过度的情况;2009年,van Veen等(2009)的荟萃分析结果提示,在儿科急诊中,ATS分诊可靠性低于英国曼彻斯特分诊标准,及PeadCTAS,限制了ATS在儿科分诊中的应用。

(二)加拿大预检分诊标准

1995年,Beveridge等在加拿大急诊医师协会(Canadian Association of Emergency Physicians, CAEP)的建议下,在澳大利亚分诊标准的基础上初步制定加拿大5级预检分诊标准。1997年,加拿大成立由CAEP、国家急诊护士联盟、魁北克急诊医师协会及加拿大社区医生代表组成的CAEP国家工作小组(National Working Group, NWG)。工作小组在Beveridge创建的分诊标准的基础上反复修订,最终形成了加拿大急诊预检标准(Canadian Triage and Acuity Scale,CTAS)。1999年发布CTAS使用指南,并于2004年和2008年对标准及指南进行了两次修订。2012年CTAS NWG工作会议认为现阶段CTAS已成为一个相对稳定、可靠的分诊标准,今后将每四年对指南进行一次更新,并于2013年发布了第3版CTAS修订指南,该指南针对应用过程中存在的一些疑惑做出说明,并澄清了CTAS和全身炎症反应综合征(systemic inflammatory response syndrome, SIRS)中对于发热定义的区别,将儿童分诊标准中的生理参数根据年龄进一步划分等,共更新了5项内容。最近的一次更新,于2016年完成。

CTAS根据急诊患者的主诉以及主要症状将其分为5个等级(I~V),利用不同颜色表示患者目前情况并在限定时间内对患者进行诊疗:蓝色为最紧急(复苏),需立刻进行诊治;红色为紧急,需15min内诊治;黄色为紧迫,需30min内诊治;绿色为轻度紧迫,需60min内诊治;白色为非紧迫,在120min内诊治。CTAS指南中详细介绍如何根据患者主诉进行评估分级,列出了每一级别对应的分诊指标,包括:患者存在的高危病史、主诉或症状(发热、咳嗽、腹痛等)、体征(喘鸣、无脉性肢冷等)及生理参数(如血压、体温、血糖等),使护士在分诊时能够对患者病情进行量化评估,确定危重等级,保证该项标准的可操作性。同时,CTAS还制定了候诊患者再评估标准,根据每一级别对应的再评估时间要求对候诊患者进行再次评估、分级,确保患者在候诊期间的安全。

2003年6月,加拿大埃德蒙顿亚伯达大学在CTAS基础上,开发了电脑分诊程序(eTRIAGE)。分诊护士评估患者的主诉/症状后将其录入分诊系统,系统自动选择该主诉对应的分诊模块。分诊护士根据模块内容提示依次对患者进行评估,并将收集的数据录入系统,录入后系统显示该患者的分诊级别。如果分诊护士不认可系统分级,可以对分诊级别进行修改,但需记录修改原因,以便对分诊程序及分诊标准进行持续质量改进。研究表明,eTRIAGE分诊程序简单易学,分诊应用并不会增加分诊护士的负担和分诊评估时间,且使用该系统后分诊人员间分诊结果的一致性更高。

目前CTAS已在加拿大医院、部分美国医院、欧洲西南部医院和亚洲部分国家医院急诊科推广应用,2005年由美国急诊护士协会和美国医师协会组成的五级分诊工作组发布声明:建议美国急诊科应用美国急诊严重度指数(Emergency Severity Index,ESI)或CTAS。

(三)英国曼彻斯特分诊标准

英国曼彻斯特分诊标准(Manchester Triage Scale,MTS)由英格兰曼彻斯特市多个医院急诊科共同制定,该分诊系统由52组固定的流程图表组成,每一个流程图表为一个分诊模块,包括存在威胁患者生命的情况(如无自主循环、无自主呼吸、无有效气道等)、活动性出血、疼痛程度、意识水平、体温及发病的剧烈程度等6个鉴别点。分诊护士根据患者的主诉、症状等表现选择并套用相应的图表,按照图表流程指示分为I~V级,用不同的颜色表示优先顺序,并要求在限定的时间内予以救治:红色代表立刻需要救治(immediate)、橙色表示非常紧急(very urgent,10min)、黄色表示紧急(urgent,60min)、绿色代表一般(standard,120min)、蓝色表示非紧急(non-urgent,240min),同时MTS提出在患者病情变化或有需要的情况下需进行再次评估。MTS分别于2005年和2013年进行了两次修订,目前已更新至第三版。

MTS目前已应用于英国、荷兰、瑞典等欧洲地区医院急诊科,多项研究证实MTS可靠性高,并能适用于不同人群。2009年,Martins等对采用MTS分诊的患者进行回顾性分析发现,MTS危重级别越高,患者短期病死率及住院比例越高。同时,研究也提示MTS儿科应用有较高的安全性,van Veen等对17600名急诊儿童进行MTS分级并进行前瞻性观察,发现MTS分诊敏感度为63%,特异度为79%,分诊过程中出现了54%的分诊过度和12%的分诊不足,表明MTS对于儿童患者分诊安全性较好,可用于儿科急诊分诊。

(四)美国急诊严重度指数

美国急诊严重度指数(ESI)是20世纪90年代后期美国急救医学中心制定的5级分诊模式。ESI根据病情的严重程度和所需的医疗资源进行评估、分级,目前ESI已发布第四版。

ESI分诊评估主要根据4个决定点依次进行评估分级。A:患者是否会死亡?(Patient dying?),即是否需要立即给予患者挽救生命的措施。若是,则患者属于Ⅰ级;若不是,则进入决定点B:患者是否可以等待?(Shouldn't wait?)。若患者不可以等待,如存在高危、混乱、严重疼痛、定向障碍等情况,则属于Ⅱ级;否则,进入决定点C:医疗资源评估(How many resources?)。对于不符合上述A/B决定点的患者,需评估可能消耗的医疗资源。分诊护士需估计医生诊治该患者所需要消耗的医疗资源数目。若需要1项医疗资源,则患者属于Ⅳ级;若不需要医疗资源,则患者被分为Ⅴ级;对于需要多项医疗资源(2项以上)的患者,则进入决定点D:生命体征评估(vital signs)。分诊护士评估患者的生命体征,若生命体征平稳,则分为Ⅲ级;否则,可考虑上升至Ⅱ级。ESI操作指南中详细列出了决定点A中的挽救生命措施列表以及决定点C中的医疗资源列表,明确了医疗资源的类型,分诊护士根据指南要求做出分诊决策。

目前,ESI已在美国多数医院应用。2009年调查显示,57%的美国医院急诊科采用ESI进行分诊。研究证实,ESI具有良好的可靠性及可行性,其分诊级别与患者的预后密切相关。2012年,Green等研究表明ESI对儿童分诊的可靠性及可重复性好,提示ESI也适用于儿童。

(五)法国急诊分诊指南

法国《急诊分诊》指南由法国卫生局组织编写,具有法律效力。分诊护士需严格按照指南要求进行分级,因不遵守《分诊指南》而出现的医疗纠纷,将追究当事人的责任。

根据《分诊指南》,分诊护士收集患者的客观资料(生命体征、病史、体征等),结合患者的主诉进行病情分级判断。患者按照病情危重程度分为5级。Ⅰ级:患者病情危及生命,需采取紧急复苏措施。Ⅱ级:患者病情存在或预计将会出现脏器功能障碍,需尽快救治,可等候时间小于20min。Ⅲ级:患者可能存在潜在的脏器功能障碍,但病情相对稳定,候诊时间小于60min。Ⅳ级:明确诊断或治疗措施的患者,候诊时间小于120min。Ⅴ级:普通就诊患者,可等候时间小于240min。分诊护士将分诊信息记录在分诊表格上,根据分诊级别将患者安置在相应的候诊区域。

(六)其他

其他预检分诊标准包括荷兰分诊标准(The Netherlands Triage System,NTS)、南非的海角预检分诊标准(The Cape Triage Scale,CTS)以及改良后的南非预检分诊标准(The South Africa Triage Scale,SATS)、瑞典分诊标准(Swedish Triage Scale,STS)等。

综上所述,国外这些先进的预检分诊标准均由相应的工作小组或专家团队研发制定,根据患者病情危重程度安排就诊的先后次序,保证真正危急患者得到及时救治,从而确保急诊患者安全和医疗资源的合理利用。

二、国内急诊预检分诊发展现状

(一)大陆急诊分诊标准实施现状

经验分诊是大陆传统的急诊分诊模式,即安排有经验的护士进行分诊。患者至急诊科后,分诊护士通过经验判断患者是否需要抢救,若需要则进入抢救室,若不需要则将患者安排至不同科室按照来诊次序依次就诊。经验分诊带来的问题是分诊护士的经验即为分诊的"标准",主观性强,而且除绿色通道的患者外,其他患者均按照"先到先看"的顺序排队就诊,会存在患者候诊期间病情突然恶化或猝死的情况。20世纪90年代后期大陆才开始重视急诊预检分诊,探讨从"分科分诊"模式向"病情分诊"模式转变,目前多数医院并没有正式的急诊分诊标准,但无论是国家卫生健康委还是医院急诊科都在进行积极的探索。

2011年8月,卫生部发布《急诊患者病情分级试点指导原则(征求意见稿)》,提出结合国际分类标准以及我国大中城市综合医院急诊医学科现状,拟根据患者病情危重程度和患者所需医疗资源的情况,将急诊患者病情分为4级。2012年9月,卫生部发布了我国首部《医院急诊科规范化流程》(WS/T 390—2012)(以下简称

《流程》),2013年2月1日起正式实施。《流程》规定医院急诊科应设置预检分诊台，患者诊治区域分为红、黄、绿区，分诊护士根据患者病情严重程度以及患者占用的医疗资源数目将患者分为4级。Ⅰ级：濒危患者。临床上出现以下情况时需考虑为濒危患者：气管插管患者、急性意识障碍患者、无呼吸/无脉搏患者，以及其他需要采取挽救生命干预措施患者。Ⅱ级：危重患者。病情有可能在短时间内进展至Ⅰ级，或可能严重致残者，应尽快安排就诊（急诊医师10min内应诊）。Ⅲ级：急症患者。患者有急性症状和急诊问题，但目前明确没有危及生命或致残危险，应在一定的时间段内安排患者就诊，以处理并缓解患者症状。该类患者需要2种及以上医疗资源（候诊时间不宜超过30min）。Ⅳ级：轻症患者或非急症患者。患者目前无急性发病症状，无或很少不适主诉，且临床判断需要医疗资源数在1种以下。Ⅰ级和Ⅱ级患者进入红区（抢救监护区）救治，Ⅲ级患者安排入黄区（候诊观察区）救治，Ⅳ级患者安排至绿区（快速处置区）。

鉴于目前我国医疗服务标准制（修）订工作刚刚起步，相关经验及配套法律法规建设尚不完善，同时考虑到我国医院目前的实际情况，医院间基础设施和基本条件的不同、管理机制和管理水平的差异，部分医疗机构由于条件限制暂时无法做到急诊空间布局更改，难以按照标准要求操作，故实施重新分区和患者分流阻力很大。同时，对于《流程》中规定的将病情分级与医疗资源使用相结合指导分级分诊，有学者指出在对应病情严重程度和所需医疗资源的认识上可能会因人而异，原因在于符合急诊范围的就诊疾病中除意外伤害和中毒外，大都是跨学科、跨病种的患者，从不同的专业角度审视极有可能认识不一，同时不同医生认识水平和判断能力的差异、科室基础设施及人力资源配置也是影响对医疗资源需求判断的重要因素，这就增加了《流程》实施和推广的难度。同时需要明确指出的是，分级的前提必须是分诊，而明确、完善、可量化的客观指标是提高分诊准确率的关键。

近年来部分医院参照国外急诊分诊标准，结合自身医院特色做了一些研究，包括2006年北京协和医院参照国外分诊标准，结合该院实际情况，制定了4级分诊标准，要求分诊护士遵照分诊标准，对患者进行整体评估与分级，实施后患者的满意度明显提高。2009年2月，苏州医学会急诊专业委员会制定了苏州地区3级急诊预检标准，分诊护士通过收集患者主诉、客观资料（包括体征及异常征象）进行综合评估，根据判断结果将患者划分为Ⅰ～Ⅲ级，并安排进入抢救区或普通诊室接受流水诊治。标准实施后危重患者等待时间明显降低、抢救成功率及患者满意度明显提高，该标准被认为安全有效。其他公开发表的分诊标准还有南京明基医院的4级分诊标准、上海新华医院的分诊标准等。

综上所述，制定急诊预检分级分诊标准的功能和目的是将真正急危重患者分离出来,使其得到及时有效的救治,从而确保急诊患者就诊安全。国外先进的分诊标准均采用病情分级,且在特定的医疗环境和社会背景下产生,而国内外的医疗保险制度、急诊模式和就医方式有着较大的区别,故无法照搬或套用他们的预检分诊标准。《医院急诊科规范化流程》虽作为首部急诊科行业规范出台,规定了预检分诊的相关内容,但是没有发布配套的实施细则。因此,非常有必要构建符合我国国情的、简便的、科学的、可量化的、统一的急诊分级分诊标准,使得分诊护士在分诊时有章可循、有据可依,从而确保患者在正确的时间、正确的地点接受恰当的医疗护理服务。

2018年,由浙江大学医学院附属第二医院牵头并联合12家医院申请的卫生标准制修订项目"急诊预检分诊"(编号20181401)被批准立项,迈出了我国急诊预检分诊标准里程碑式的重要一步。立足于中国国情,该项目在全国范围调研的基础上,以2012年发布的《医院急诊科规范化流程》行业标准(WS/T390—2012)为框架,应用大数据分析、德尔菲专家咨询法构建了急诊预检分诊标准,经全国范围应用后不断完善,构建了符合我国国情的、简便的、可操作性强的急诊预检分诊标准。

(二)香港医院管理局急诊分诊指南

香港医院管理局参照ATS制定了《香港医院管理局急诊分诊指南》,香港所有公立医院急诊科都按照该指南进行分诊。急诊分诊指南将患者病情分为5个等级。Ⅰ级:患者病情危及生命,生命体征非常不稳定,需紧急复苏。Ⅱ级:患者生命体征处于临界状态,且有进一步恶化的风险,需给予紧急处理和持续监测,候诊时间小于15min。Ⅲ级:患者生命体征暂时平稳,但可能存在潜在脏器功能障碍,可等候时间小于30min。Ⅳ级:患者患有急性病,但生命体征平稳,可等候较长时间且不会病情恶化,90min内给予患者相应的处置。Ⅴ级:生命体征稳定,病情较轻,可等待而不会出现并发症,患者需等候约180min。该指南对分诊目标、分诊各级别定义、分诊评估方法、就诊区域安排等多方面做了详细的叙述,并量化了各项客观指标。

(三)台湾地区急诊分诊标准

台湾地区由于实施"全民医保",医院急诊量大。从1998年开始,台湾急诊科强制实施台湾检伤分类标准(Taiwan Triage System,TTS),TTS为4级分诊标准,根据患者的5项生命体征与43项主要指标进行分级。研究表明,TTS更偏重创伤患者的分级,TTS分级与患者滞留时间和住院率的相关性低于ESI。2010年,Ng等研究显示,CTAS与TTS相比,有更好的可靠性及有效性。

鉴于此,2006年,台湾急诊医学协会和台湾危重症护理协会在征得加拿大CTAS工作小组的同意后,结合台湾现状及需求,制定了5级台湾检伤和急迫度标准(Taiwan Triage and Acuity Scale,TTAS)。TTAS与CTAS类似,均以患者主诉为基础,联合生命体征、既往史等其他指标进行评估分级。不同的是,TTAS将患者主诉分为创伤和非创伤两大类,其中创伤性主诉分15类共计47条,非创伤性主诉15类共计132条。同时,工作小组在TTAS的基础上设计了电子分诊系统(eTTAS),以辅助护士分诊。经验证,eTTAS的评定者间信度为0.87(95%CI:0.85~0.89),且患者的住院率、医疗资源使用和急诊滞留时间与eTTAS的分级显著相关,即该标准具有良好的信度和效度,可靠性较好。

参考文献

[1]张杰.中法急诊预检分诊制度对比以及借鉴[J].护理学报,2009,16(9A):20-22.

[2]中华人民共和国卫生部.急诊病人病情分级试点指导原则(征求意见稿)[J].中华危重症医学杂志,2011,4(4):241-243.

[3]中华人民共和国国家卫生和计划生育委员会.医院急诊科规范化流程[EB/OL].(2012-09-14)[2020-06-01].http://www.moh.gov.cn/zwgkzt/s9494/201209/8f98dd2512904999801cde5ecdc64438.shtml.

[4]Australasian College for Emergency Medicine. Guidelines on the implementation of the Australasian Triage Scale in emergency departments[EB/OL].(2013-12-18)[2020-06-01].http://www.acem.org.au/getattachment/d19d5ad3-e1f4-4e4f-bf83-7e09cae27d76/G24-Implementation-of-the-Australation-Triage-Scal.aspx.

[5]Beveridge R. CAEP issues. The Canadian Triage and Acuity Scale: a new and critical element in health care reform. Canadian Association of Emergency Physicians[J]. J Emerg Med, 1998,16(3): 507-511.

[6]Canadian Association of Emergency Physicians. Canadian Paediatrie Triage and Acuity Scale: implementation guidelines for emergency departments[J]. Can J Emerg Med, 2001, 3(4 suppl): 1-40.

[7]Christ M, Grossmann F, Winter D, et al. Modern triage in the emergency department[J]. Dtsch Arztebl Int, 2010,107(50): U892-U820.

[8]Creaton A, Liew D, Knott J, et al. Interrater reliability of the Australasian Triage Scale for mental health patients[J]. Emerg Med Australas, 2008, 20(6): 468-474.

[9]Fitz Gerald G, Jelinek GA, Scott D, et al. Emergency department triage revisited[J]. Emerg Med J, 2010, 27(2): 86-92.

[10] Gerdtz MF, Chu M, Collins M, et al. Factors influencing consistency of triage using the Australasian Triage Scale: Implications for guideline development[J]. Emerg Med Australas, 2009, 21(4): 277-285.

[11] Gilboy N, Tanabe P, Travers D, et al. Emergency Severity Index(ESI): A Triage Tool for Emergency Department Care, Version 4. Implementation Handbook 2012 Edition[M]. Rockville: Agency for Healthcare Research and Quality, 2011.

[12] Green NA, Durani Y, Brecher D, et al. Emergency severity index version 4: a valid and reliable tool in pediatric emergency department Triage [J]. Pediatr Emerg Care, 2012, 28(8): 753-757.

[13] Mackway-Jones K, Marsden J, Windle J. Manchester Traige Group. Emergency Triage[M]. London: BMJ Publishing Group,1997.

[14] Martins HMG, Cuna LMDCD, Freitas P. Is Manchester (MTS) more than a triage system? A study of its association with mortality and admission to a large Portuguese hospital[J]. Emerg Med J, 2009, 26(3): 183-186.

[15] van Veen M, Moll HA. Reliability and validity of triage system in paediatric emergency care[J]. Scand J Trauma Resusc Emerg Med, 2009, 17(8): 38-46.

[16] van Veen M, Steyerberg EW, Ruige M, et al. Manchester triage system in paediatric emergency care: Prospective observational study[J]. Brit Med J, 2008, 337(7673): 792-795.

第二章　急诊预检分级分诊

第一节　院前现场检伤分类

一、检伤分类概述

重大灾难,常会导致大规模伤害事件(mass casualty incidents,MCI)的发生,医疗服务需求短时间内骤然增加或异常复杂。如何有效进行紧急医学应对,直接影响MCI后医学应对效率和患者的预后。灾难救治的关键是快速合理分配有限的医疗卫生资源。因此,高效的检伤分类成为灾难救援的首要应对策略。在紧急救援过程中,检伤分类是一个动态变化的过程,需根据伤员的病情变化,反复对伤员进行重新评估,并结合急救物资、急救人员等的实际储备情况,做出适当的调整。

(一) 检伤分类

检伤分类,从形式上讲即指通过某种方法对伤病员进行快速评估,并运用醒目的标识做好区分,进行分类的活动。检伤分类(triage)一词,来源于法语,是"分类""挑拣"的意思,最早在十七八世纪用于羊毛和咖啡豆等的挑选分级。在两次世界大战的实践中,逐渐应用于医疗活动,不断丰富并专业化。

在突发灾害性事件中,社会经济、人类健康和生命遭到破坏,造成伤亡的数目与治疗所需的医疗资源失衡,大大超过常规社会活动的承受能力。如何有效地利用好有限的资源,尽最大努力救治最大数量的患者,就有赖于快速准确的检伤分类。

(二)分诊不足与分诊过度

在紧急救援过程中,现场检伤分类会受到人员紧缺、物资匮乏等诸多因素的影响,同时灾后触目惊心的救援环境也会给救援人员的心理带来极大挑战,从而影响检伤分类的决策判断,导致分诊错误的发生,如分诊不足或分诊过度。在紧急救援过程中,应尽量避免分诊不足或分诊过度。

(1)分诊不足:指在灾难医学救援中,将需要紧急救治的危重患者分入延时处理的类群中,导致救治延迟和死亡率增加。

(2)分诊过度:指在灾难医学救援中,不恰当地将无致命损伤的非危重患者分诊到需接受紧急处理的类群中,导致医疗服务体系负荷过重。

(三)检伤分类的方法

1.现场分类 现场分类,是指救护人员对患者所处的位置以及现场安全情况,进行快速识别判断,根据患者的数量,合理利用现有的医疗资源,结合患者病情的严重程度进行快速分类。此阶段的救援人员,通常是当地居民或急诊医务人员,他们应用简单、易操作的方式初步分诊,将患者分为"紧急"和"非紧急"。同时,使用颜色编码进行标注提醒,"紧急"患者用红色标识;"非急性"患者用绿色标识,便于后续支援人员的识别和处理。

(1)环境评估:确保救援环境的安全性,尽快使患者脱离危险环境。

(2)依据简单分类和快速治疗(simple triage and rapid treatment,START)原则,按照ABCDE的顺序进行快速评估。在规定时间内迅速评估患者损伤的严重程度,将患者进行分类分区,对每名患者的分类时间应小于60s。

1)行动评估:通过指令性语言,引导能行动的患者优先至绿色标志区。

2)气道评估:评估检查所有不能行走的患者,确认气道是否通畅。如评估判断气道不通畅,又或可能存在气道梗阻现象,应立即清除口鼻腔异物并开放气道(使用抬下颌法,注意保护颈椎)。

3)呼吸评估:判断是否有通气不足或通气过度,快速识别威胁生命的胸部急症,排除张力性气胸、开放性气胸、连枷胸。

4)循环评估:评估判断患者的动脉搏动。桡动脉搏动可触及者,收缩压至少在80~90mmHg;仅能触及颈动脉搏动者,收缩压可能在60~90mmHg。对清醒患者可评估桡动脉搏动,对昏迷者可评估颈动脉搏动,对婴儿可评估肱动脉搏动。注意结合评估患者皮肤的颜色、温度、毛细血管再充盈时间,以快速判断、排查是否存在休克的征兆。迅速查体,评估有无明显创伤、出血现象,如对存在四肢血管大出血者,应就地取材,积极采取止血、固定措施(常用的有压迫止血法)。

5)神经功能评估:利用格拉斯哥昏迷评分法(Glasgow coma scale,GCS)进行简单、快速的评估。判断患者的意识水平,检查瞳孔大小以及对光反射。评估患者是否存在截瘫及脊髓损伤的可能。

6)暴露和环境控制:伤情评估时,应充分暴露受检查部位,保证评估完整。同时,应注意做好患者的体温保护,防止医源性因素所致的低体温。

7)现场救护。①气道梗阻患者的救护:时刻注意保持患者气道通畅,第一时间解除气道梗阻,在急救现场人力、物资、环境等条件允许的情况下,可考虑建立高级人工气道,给予人工呼吸。②心搏骤停患者的救护:在急救现场人力、物资、环境等条件允许的情况下,实施心肺复苏术。③休克患者的救护:快速评估失血量,对开放性创面或伤口及时采取相应的止血措施,开通输液通路,保证液体复苏;对出血未控制的患者,采取限制性液体复苏。④胸部急症患者的救护:迅速判断并处理张力性气胸,立即给予排气;使开放性气胸变为闭合性气胸。⑤骨折患者的救护:就地取材,包扎固定骨折肢体,保证受伤部位的稳定性,为后续转运后送做好准备。⑥特殊情况患者的救护:如对化学、辐射、生物、核、爆炸事故的伤病员,应先进行有效除污后,再进行初步检伤分类。

2.医疗分类　医疗分类即为第二次分诊,通常在野外或者固定的医院内进行。此阶段的分诊多由掌握多种损伤处理专业知识且经验丰富的医务人员进行。医疗分类是一个动态过程,由于患者病情存在不断变化的可能,医疗资源储备可在后续支援到达后得以补充,因此应定期反复监测生命体征,对患者进行重新评估,在医疗资源充足时给予重新分类。

灾难救援现场将分为4个区域,红区、黄区、绿区、黑区。

红区:安置需要立即处理的重伤员,如果及时治疗就有生存机会者。

黄区:安置伤情平稳,合并严重创伤,但可以短暂等候而不会危及生命者。

绿区:安置轻伤、可以自主行动、无严重创伤,可相对缓期处理的患者。

黑区:安置心脏搏动、呼吸停止,已经死亡的患者。

3.患者疏散　患者疏散即为经现场初步救治处理后的患者的转运后送。根据患者的伤情以及现场可利用的资源将患者通过合适的转运工具、恰当的转送方式进行疏散,最终目标是将危重患者转移至有足够医疗资源的地方,以保证后续治疗的持续支持。对于受到污染的患者、存在传染性疾病或病情不稳定的患者,可考虑拖延或推迟撤离。

疏散方式主要有地面转运、海(水)上转运和航空运输。地面运输的方式主要有救护车、长途汽车、火车、摩托车、卡车等。海(水)上转运的基本方式有救护艇、客轮船、医院船、冲锋舟等。航空运输的主要方式有直升机和大型飞机(客机)。

(四)相关概念

1.灾害医疗救援　灾害的医疗救援,不同于院内抢救,也不同于院前急救,它包括灾害现场大规模患者的搜索、分类、救治,以及危重患者的转运、移动医院的建立和运作、灾区的防疫等。

2.灾难医学 灾难医学亦涉及临床几乎所有科室,是研究各种灾难对人体损害的规律,制订卫生保障方案,动员必要的卫生力量并将其组成严密的救援网络,充分发挥医学多种学科的协作作用,对灾难引起的健康问题进行预防、快速反应和康复,与急救医学密切相关而又有明显区别的一门综合性医学学科。

3.大规模伤害事件 大规模伤害事件(mass casualty incidents,MCI)指事件规模超过当地现场急救、转运或医院的处理能力,现有的医疗卫生资源无法满足救护需求的事件。大规模伤害事件的定义,包括突发公共事件导致的人员大量伤亡,更重要的是,受影响地区对该突发公共事件缺乏有效应对能力。

大规模伤害事件相较于传统的伤亡事件,具有3个特点:①突发事件导致了大量的人员伤亡,致使已有可用的资源与医疗需求之间产生了矛盾;②在MCI的冲击下,救治人员、应急设施以及后勤供给的损失或缺乏进一步加重这一矛盾;③大规模伤害事件中的救援环境或条件,往往限制了紧急医疗应对的开展。

4.突发事件指挥系统 突发事件指挥系统(incident command system,ICS)是指能够提供共同的组织性结构以及语言,能即时简化不同灾难处理机构之间的通信和交流,并按照"统一指挥、分级负责"的原则建立的模块化体系。突发事件指挥系统可应用于各种不同类型的、不同规模的紧急事故的应变。当突发事件发生后,越早组建突发事件指挥系统,就越能在短时间内快速掌握和应对紧急救援任务。大多数研究均认为,突发事件指挥系统及时有效的组建是突发事件应对过程中必需的关键举措,同时还指出,突发事件指挥系统应根据突发事件的实际情况按需对规模进行适当的扩大或缩小。

5.大规模伤害事件的ICS职能 大规模伤害事件的ICS统一指挥和协调突发事件区域内的紧急医疗应对,一般包括指挥、计划、执行、后勤、管理等基本工作架构,保证各部门相互配合、协调一致,共同做好大规模伤害事件的紧急医疗应对。ICS隶属于中央协调,负责调动不同的队伍,以确保救援工作和公共卫生服务有效率、有效用。从设置角度而言,ICS可以向纵向和横向扩展。纵向扩展涵盖了国家ICS、省级ICS以及市县级ICS等。横向扩展涵盖了各部门的ICS、联动部门的ICS和其他部门。

6.ICS架构 ICS整体架构中的行动组,具体细分为医疗卫生应对组和公共卫生应对组。医疗卫生应对组的主要任务是做好大规模伤亡事件的医疗处置工作。公共卫生应对组则需做好灾害的严重性、生命线服务以及受灾地区应变能力的评估。

(1)灾害的严重性评估:通过直升机或大型固定翼飞机从高空拍摄灾区图像,初步判断受灾的面积及情况。

（2）生命线服务评估：主要需评估维持生命的基本供应是否充足，如饮用水、食物、卫生用品、庇护场所等，需要保证：每人饮用水用量至少为20L/d，卫生用水5L/d；对于食物，成人1900cal/d，儿童则按年龄不同进行区分；临时住所，每人需占用3.5m²。

（3）受灾地区的应变能力评估：评估当地医疗服务以及公共卫生服务是否完整，储备及应对能力是否充足。包括评估医院、药房、诊所等医疗机构服务和应对能力；受灾人群的基本健康状况，如是否出现任何传染病；全面评估是否有必要请求邻近小区的帮助。

二、检伤分类标记

检伤分类标记的应用，使每一个灾难救援人员能够在短时间内立刻识别出伤病员的危重级别，从而快速采取针对性的救治措施。

（一）检伤分类标记的作用

（1）标记伤病员的危重程度，快速判别急救的相应等级。

（2）在灾难检伤分类中避免重复劳动，有效快速给予相应的处置措施。

（3）充当伤病员身份识别标识。

（二）检伤分类标记内容

1.红色标识　优先1级，包括伤情非常严重需要紧急救治，危重但应可以救治的患者。如：气道阻塞、颈椎损伤、休克、外露性胸腹腔损伤、腹部或骨盆压伤、昏迷、导致远端脉搏消失的骨折、烧伤面积超过50%的Ⅱ～Ⅲ度皮肤烧伤。

2.黄色标识　优先2级，包括伤情相对平稳，需要紧急但并不是立即处理的患者。如：严重烧伤、椎骨骨折（除颈椎之外）、开放性骨折、多发骨折、须用止血带止血的血管损伤、严重头部创伤但意识清醒者。

3.绿色标识　优先3级，包括轻伤，不需要或仅需要简单处理的患者。如：少量出血、不造成休克的软组织创伤、不造成远端脉搏消失的肌肉组织和（或）骨骼损伤、烧伤面积＜20%的Ⅱ度以内烧伤且不涉及机体或外生殖器。

4.黑色标识　不治或伤势太重即将死亡或死亡可能性大的患者（在现场急救物资匮乏的情况下，需要放弃治疗，否则占用医疗资源会造成红区伤员大批死亡）。如：没有脉搏的时间超过20min、具有死亡征象、没有生存希望的患者。

5.其他患者　包括心理遭受创伤，需要镇静和安慰的患者（没有特别的分类标志）。

三、突发公共卫生事件检伤分类方法

突发公共卫生事件是指突然发生,造成或可能造成社会公众健康严重损害的重大传染病疫情、群体性不明原因疾病、重大食物和职业中毒以及其他严重影响公众健康的事件。根据性质、危害程度、涉及范围,突发公共卫生事件可分为特别重大(Ⅰ)、重大(Ⅱ)、较大(Ⅲ)和一般(Ⅳ)四类。

(一)突发公共卫生事件特点

1.成因的多样性 比如各类烈性传染病。公共卫生事件亦可能与各类自然灾害、事故灾害、社会安全事件相关。例如地震、海啸、火灾等自然灾害,环境污染、交通事故、生态破坏等事故灾害,生物恐怖等社会安全事件等灾害事故,均可给公共卫生事件的应对带来挑战。

2.分布的差异性 突发公共卫生事件可能会存在时间分布的差异性,传染病的发病率可能会与不同季节有关,如SARS常发生在冬、春季,肠道传染性疾病多发生在夏季。

(二)突发公共卫生事件检伤分类

由于突发公共卫生事件具有突发性、公共属性及严重的危害性,在短期紧急应对MCI过程中,需要调动许多应对资源,涉及众多应对主体部门,因此在MCI发生后,需早期尽快构建ICS及其紧急医疗应对系统(emergency medical response system,EMRS)。如为特殊重大传染病疫情和不明原因疾病,救援人员应在救援开始前做好全面的自我防控。突发公共卫生事件的检伤分类工作,除了遵循灾难救治的原则外,主要由ICS整体架构中的医疗卫生应对组负责,从现场分类、医疗分类、患者疏散等三个方面展开救援外,还应注意以下几个方面。

1.现场分类的防护

(1)防护装备。

1)个人防护:个人防护是指利用个人防护器材和装备保护人员不受化学物质对人体的直接伤害,所用的防护器材包括防毒面具、防毒衣、防毒斗篷、防毒靴套、个人消毒急救盒。对重大传染病疫情和不明原因疾病,应做好标准防护。

2)集体防护:集体防护是以密闭空间为基础,利用已安装的防化设施(滤毒通风、空气监测与报警等)保护多数人员免受化学物质损害的一种防护方式。集体防护是对城市群众进行防护的必要手段。对重大传染病疫情和不明原因疾病,应停工、停业、停课,限制或停止集会、集市、影剧院演出及其他人群聚集活动。封闭或封存被传染病原体污染的区域、公共饮用水源、食品、相关物品等。救援工作全面

展开前,需严格控制传染源。

（2）预防原则。

1）及时使用防护器材:如防毒面具、皮肤防护器材等化学防护装备。隔离衣、防护服、N95口罩等医用防护装备。化学物质或传染源种类不明确时,应采取Ⅰ级防护措施。

2）服用或注射预防药物:必要时可服用预防药物结合使用个人防护器材,如进入氰化物毒区前可口服"抗氰胶囊"。重大传染病疫情和不明原因疾病救援前,可注射相关疫苗或药物。

3）严格遵守救援行动规则:如禁止饮水、进食,不得随地坐、卧,无命令不得解除个人防护装备等。

4）离开毒区或疫区后及时进行洗消,严格遵循院感防护要求。

2.医疗分类注意事项　突发公共卫生事件发生时,应在统一指挥下组织救援分队开展现场救援工作,并积极采取以下措施。

（1）转移伤病员:迅速评估救援环境的安全性,救援人员在做好个人防护的前提下,从污染毒区以及疫区附近展开救援,便于迅速实施救治。救援现场,仍应进行区域划分,确保所有伤病员得到及时救治,避免遗漏。迅速转移伤病员至空气新鲜的场所以给予氧气吸入,去除污染的衣物,使用流动清水充分冲洗皮肤等污染部位,有毒物溅入眼睛或引起灼伤时,应优先迅速冲洗。可考虑使用中和剂中和处理毒物。对重大传染病疫情和不明原因疾病,应迅速将病员转移至有接收和救治传染性疾病的专科医院,严格按照标准预防措施,做好院感防控,防止交叉感染和疫情扩散。

（2）保持气道通畅,维持有效循环:快速判断伤病员气道、呼吸、循环状况,密切观察伤病员意识、呼吸、血压、脉搏等,做好生命体征初步检查和评估,发现异常立即处理。

（3）终止毒物吸收:对经消化道中毒者,如为非腐蚀性毒物,则立即用催吐、洗胃、导泻等方法使其尽快排出毒物;对重大传染病疫情和不明原因疾病,可考虑采用单间救治等物理方式进行空间上的隔离防护。

（4）对症和支持治疗:根据伤病员实际情况,积极采取相应救治措施,保护重要脏器功能及纠正水、电解质紊乱。

3.患者疏散　对于染毒或染病的伤病员,应在维持基本生命支持的前提下,尽快分类并转运后送。对于染毒伤病员,应进行全面彻底的洗消处置后,利用具有特殊防护设备的车辆等交通工具进行及时转运。对重大传染病疫情和不明原因疾病,根据伤病员病情、轻重缓急有序后送。

第二节　院内急诊预检分诊标准

从临床狭义的角度上看,急诊分诊是急诊护士根据患者的主诉及主要症状与体征,对疾病的轻重缓急及隶属专科进行初步判断,安排救治顺序与分配专科就诊的一项技术。从广义上说,急诊分诊是在综合各种因素的基础之上,最大限度地合理利用医疗资源,使最大数量的患者获得及时有效救治的决策过程。

一、急诊预检分诊标准(成人)

(一)范围

(1)本标准规范了急诊预检分诊原则、急诊预检分诊分级、急诊预检分诊分级标准、急诊预检分诊流程和急诊预检分诊护士要求五部分内容。

(2)本标准适用于综合医院、中医医院、中西医结合医院、民族医院及专科医院。

(二)规范性引用文件

下列文件对于本文件的应用是必不可少的。凡是标注日期的引用文件,仅所标注日期的版本适用于本文件。凡是不标注日期的引用文件,其最新版本(包括所有的修改单)适用于本文件。

(1)WS/T 390—2012《医院急诊科规范化流程》。

(2)WS/T 527—2016《医疗机构内通用医疗服务场所的命名》。

(3)《医疗机构传染病预检分诊管理办法》(卫生部令第41号),2005年。

(三)术语和定义

1.急诊预检分诊　急诊预检分诊指对急诊患者进行快速评估、根据其急危重程度进行优先顺序的分级与分流。

2.濒危患者　濒危患者指病情可能随时危及生命的患者,包括紧急气管插管患者,无呼吸、无脉搏患者,急性意识改变患者,无反应患者,应立即采取挽救生命的干预措施。

3.危重患者　病情有进展至生命危险和(或)致残危险者,应迅速急诊处理,10min内应诊。

4.急症患者　急症患者指有急性症状和急诊问题,但目前明确没有危及生命或致残危险,30min内应诊的患者。

5.非急症患者　非急症患者指轻症患者或非急症患者,患者目前没有急性发病情况,无或很少不适主诉,240min内应诊。

（四）急诊预检分诊原则

（1）急危重症优先就诊原则。

（2）准确快速分级分流原则。

（3）动态评估及时预警原则。

（五）急诊预检分诊分级

依据危急征象指标、单项指标、综合指标将患者的病情严重程度分为四级（1级、2级、3级、4级）。1级为濒危患者；2级为危重患者；3级为急症患者；4级为非急症患者。

（六）急诊预检成人分诊分级标准

1.符合下列情况之一的定为1级

（1）危急征象指标如下：

1）心搏骤停。

2）呼吸骤停。

3）气道阻塞或窒息。

4）休克征象。

5）急性大出血（出血量＞800mL）。

6）突发意识丧失。

7）癫痫持续状态。

8）脑疝征象。

9）剧烈胸痛/胸闷（疑似急性心肌梗死、主动脉夹层、肺栓塞、张力性气胸）。

10）特重度烧伤。

11）急性中毒危及生命。

12）复合伤/多发伤。

（2）单项指标如下：

1）体温＜32℃。

2）体温＞41℃。

3）心率＜40次/分。

4）心率＞180次/分。

5）呼吸频率≤8次/分。

6）呼吸频率≥36次/分。

7）收缩压＜70mmHg。

8)收缩压＞220mmHg。

9)血氧饱和度(SpO_2)＜80%。

(3)改良早期预警评分(modified early warning score,MEWS)≥6分。

(4)凡分诊护士根据专业判断患者存在危及生命,需紧急抢救的情况。

2.符合下列情况之一的可定为2级

(1)危急征象指标如下:

1)持续性胸痛,生命体征稳定,存在高风险或潜在危险。

2)有脑梗死表现,但不符合1级标准。

3)腹痛(疑似绞窄性肠梗阻、消化道穿孔等)。

4)糖尿病酮症酸中毒表现。

5)骨筋膜室综合征表现。

6)急性中毒,但不符合1级标准。

7)突发意识程度改变。

8)精神障碍(有自伤或伤人倾向)。

(2)单项指标如下:

1)心率40～50次/分。

2)心率141～180次/分。

3)收缩压70～80mmHg。

4)收缩压200～220mmHg。

5)$SpO_2$80%～90%。

6)疼痛评分7～10分(数字评分法)。

(3)MEWS 4～5分。

(4)凡分诊护士根据专业判断患者存在高风险或潜在危险,尚未达到紧急抢救的情况。

3.符合下列情况之一的可定为3级

(1)疼痛评分4～6分(数字评分法)。

(2)MEWS 2～3分。

(3)急性症状和急诊问题。

4.符合下列情况之一的可定为4级

(1)MEWS 0～1分。

(2)轻症或非急症情况。

注:老年人群(＞80岁)、高危受伤机制的创伤患者(如3m以上高处坠落伤、同乘人员有死亡等),病情严重程度分级上调一级。对于特殊环境条件下(如高海拔地区血氧饱和度等)或遇复杂、不典型情况,急诊科医生与急诊预检分诊护士共同评估、分诊。

（七）急诊预检分诊流程

急诊复苏室和抢救室为红区,1级、2级患者进入该区域;优先诊疗区为黄区,3级患者进入该区域;普通诊疗区为绿区,4级患者进入该区域。如患者考虑为传染性疾病,将其安置在特定区域,严格执行《医疗机构传染病预检分诊管理办法》的规定。急诊预检分诊流程如图2-2-1所示。

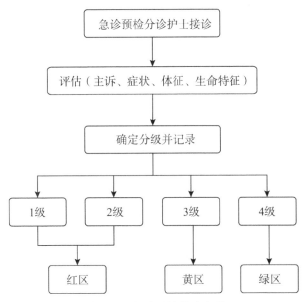

图2-2-1 急诊预检分诊流程

（八）急诊预检分诊护士要求

急诊预检分诊护士应具有3年以上急诊护理工作经验,通过急诊预检分诊相关培训并考核合格。

二、急诊预检分诊标准（儿科）

（一）符合下列情况之一的可定为1级

1.危急征象指标

（1）心搏骤停。

（2）呼吸骤停。

（3）气道阻塞或窒息。

（4）休克征象。

（5）急性大出血。

(6)突发意识丧失。

(7)癫痫持续状态。

(8)脑疝征象。

(9)剧烈胸痛/胸闷(疑似肺栓塞、张力性气胸等)。

(10)特重度烧伤。

(11)急性中毒危及生命。

(12)复合伤/多发伤。

(13)惊厥发作。

(14)急产患儿(未离断脐带或Apgar评分＜3分,Apgar评分见表2-2-1)。

(15)毛细血管充盈时间(capillary refill time,CRT)≥3s。

表2-2-1 Apgar评分表

体征	分值		
	0	1	2
肤色	发绀或苍白	四肢发绀	全身红润
心率(次/分)	无	＜100	＞100
对刺激反应	无反应	反应及哭声弱	哭声响,反应灵敏
肌张力	松弛	有些弯曲	动作灵敏
呼吸	无	微弱,不规则	良好,哭

2.单项指标

(1)体温≤35℃。

(2)体温≥41℃。

(3)心率参照表2-2-2。

表2-2-2 儿童生命体征评估参数心率分级(次/分)

年龄分组	1级	2级	2级	1级
0~3个月	＜40	40~65	205~230	＞230
3~6个月	＜40	40~63	180~210	＞210
6~12个月	＜40	40~60	169~180	＞180
12个月~3岁	＜40	40~58	145~165	＞165
3~6岁	＜40	40~55	125~140	＞140
6~10岁	＜40	30~45	105~120	＞120

（4）呼吸频率参照表2-2-3。

表2-2-3 儿童生命体征评估参数呼吸频率分级（次/分）

年龄分组	1级	2级	2级	1级
0～3个月	<10	10～20	70～80	>80
3～6个月	<10	10～20	55～60	>80
6～12个月	<10	10～17	55～60	>60
12个月～3岁	<10	10～15	35～40	>40
3～6岁	<8	8～12	28～32	>32
6～10岁	<8	8～10	24～26	>26

（5）SpO_2<90%。

3.儿童早期预警评分（pediatric early warning score，PEWS）

PEWS≥5分（见表2-2-4）。

4.其他

凡分诊护士根据专业判断患者存在危及生命，需紧急抢救的情况。

表2-2-4 PEWS评分表

项目	0分	1分	2分	3分
行为	活泼 适境	思睡 哭吵易安慰	烦躁 哭闹难以安慰	嗜睡 意识模糊 对疼痛反应降低
心血管	肤色红 CRT 1～2s	肤色苍白或灰暗 CRT 3s	肤色苍灰或发紫 CRT 4s 心率较正常增快>20次/分	肤色苍灰、发紫或花斑 CRT>5s 心率较正常增快>30次/分，或心动过缓
呼吸	正常范围 无吸气性凹陷	呼吸频率较正常增快>10次/分 动用辅助呼吸肌 FiO_2≥30%或氧流量≥3L/min	呼吸频率较正常增快>20次/分 有吸气三凹征 FiO_2≥40%或氧流量≥6L/min	呼吸频率较正常减慢>5次/分 伴有吸气三凹征、呻吟 FiO_2≥50%或氧流量≥8L/min

注：①评分从最严重的参数开始；②需每隔15min做雾化（包括持续雾化）或术后持续呕吐，额外加2分，但PEWS总分不超过9分；③使用普通鼻导管时用氧流量评分，使用高流量鼻导管时用吸入氧浓度FiO_2（fraction of inspiration）评分；④取值0～9分，分值越高越重，1级：≥5分；2级：3～4分；3级：1～2分；4级：0分；⑤CRT，capillary refill time，即毛细血管再充盈时间。

(二)符合下列情况之一的可定为2级

1.危急征象指标

(1)胸闷、胸痛、心悸(疑似心肌炎)。

(2)腹痛(疑似绞窄性肠梗阻、嵌顿疝、肠套叠、消化道穿孔、泌尿道结石等)。

(3)糖尿病酮症酸中毒表现。

(4)骨筋膜室综合征表现。

(5)急性中毒,但不符合1级标准。

(6)突发意识程度改变。

(7)精神状态表现为反应低下或易激惹。

(8)精神障碍(有自伤或伤人倾向)。

(9)高热伴惊厥发作史。

(10)新生儿。

(11)剧烈呕吐。

(12)过敏反应表现(皮肤黏膜皮疹明显、面部广泛肿胀等)。

(13)可能致盲或视力下降相关的眼外伤伴眼球损伤。

2.单项指标

(1)心率参照表2-2-2。

(2)呼吸频率参照表2-2-3。

(3)SpO_2 90%~92%。

(4)疼痛评分8~10分(行为学FLACC评估量表和面部表情法)。

(5)收缩压>130mmHg (年龄>5岁)。

(6)收缩压<80mmHg (年龄>5岁)。

3. PEWS

PEWS 3~4分。

4.其他

凡分诊护士根据专业判断患者存在高风险或潜在危险,尚未达到紧急抢救的情况。

(三)符合下列情况之一的可定为3级

(1) PEWS 1~2分。

(2)患儿有急性症状和急诊问题。

(四)符合下列情况之一的可定为4级

(1)PEWS 0分。

(2)轻症或非急症情况。

三、急诊预检分诊标准(产科)

(一)符合下列情况之一的可定为1级

1.危急征象指标

(1)心搏骤停。

(2)呼吸骤停。

(3)气道阻塞或窒息。

(4)休克征象。

(5)突发意识丧失或意识程度改变(嗜睡、晕厥、定向障碍)。

(6)妊娠期妇女剧烈腹痛(疑似子宫破裂、先兆子宫破裂、胎盘早剥、异位妊娠破裂、瘢痕子宫妊娠期妇女、外科急腹症等)。

(7)脐带脱出于宫颈口外。

(8)即将分娩征象(子宫收缩频繁,妊娠期妇女有便意感,不自主向下用力屏气,或有胎头拨露征象)。

(9)妊娠期妇女抽搐。

(10)胎儿宫内窘迫征象(自觉胎动消失;胎心监护评估为Ⅲ类;B超生物物理评分≤4分;持续胎心过缓,胎心<100次/分)。

2.单项指标

(1)体温<32℃。

(2)体温>41℃。

(3)心率<50次/分。

(4)心率≥120次/分。

(5)呼吸频率≤8次/分 。

(6)呼吸频率>30次/分。

(7)收缩压<70mmHg。

(8)收缩压≥220mmHg。

(9)SpO_2<90%。

(10)疼痛评分 7~10分(数字疼痛评分法)。

3.MEWS

MEWS≥5分。

4.其他

凡分诊护士根据专业判断患者存在危及生命,需紧急抢救的情况。

(二)符合下列情况之一的可定为2级

1.危急征象指标

(1)糖尿病酮症酸中毒表现。

(2)凶险性前置胎盘妊娠期妇女出现规律宫缩。

(3)妊娠期妇女腹部或腰部受外力撞击,有明显不适主诉或伴有规律宫缩出血或腹痛。

(4)未经处理的院外分娩。

(5)异常胎位、双胎、孕周<32周的妊娠期妇女伴有大量阴道流液(疑似胎膜早破)。

(6)阴道流血≥月经量(或活动性出血)。

(7)宫缩频率≤5分/次。

(8)产检明确前置血管妊娠期妇女出现无痛性阴道流血。

(9)胎儿肢体脱出宫颈口外。

2.单项指标

(1)心率110~119次/分。

(2)收缩压70~90mmHg。

(3)收缩压160~219mmHg。

(4)舒张压≥110mmHg。

(5)SpO_2 90%~94%。

(6)疼痛评分4~6分(数字疼痛评分法)。

3.MEWS

MEWS 3~4分。

4.其他

凡分诊护士根据专业判断患者存在高风险或潜在危险,尚未达到紧急抢救的情况。

(三)符合下列情况之一的可定为3级

(1)妊娠期>32周妇女阴道流液。

(2)妊娠期妇女持续性呕吐。

(3)中央性前置胎盘妊娠期妇女出现规律宫缩。

(4)收缩压140~159mmHg。

(5)舒张压90~110mmHg。

（6）疼痛评分1~3分（数字疼痛评分法）。

（7）MEWS 1~2分。

（四）符合下列情况之一的可定为4级

（1）MEWS 0分。

（2）轻症或非急症情况。

第三节　急诊预检分诊标准解读

一、急诊预检分诊标准解读（成人）

分诊标准是根据急诊患者的病情严重程度进行分类的框架，用于指导分诊护士的分诊工作，确保分诊工作有章可循、有据可依。随着我国急诊医学快速发展，急诊就诊量逐年攀升，急诊预检分诊作为急诊患者就诊的首要环节，发挥着越来越大的作用。因此，建立一套高效、快速、准确、可操作性强的急诊预检分诊标准，对于急诊护理工作意义重大。

（一）起草背景

20世纪70年代，国外开始注重循证医学并研究预检分诊的效能，部分发达国家如澳大利亚、加拿大、英国、美国等在90年代已开始应用先进的预检分诊标准，并得到很好的统一执行。而国内，几十年来急诊科一直沿用"分科就诊模式"，没有一个统一的预检分诊标准体系，也没有统一成文规定和具体操作程序。随之而来的问题是分诊护士没有可依据的预检分诊标准，主要凭借经验分诊，主观因素干扰多，容易造成判断上的失误。除了绿色通道的患者有优先救治的相关规定以外，其他不同病情危重程度的患者还是按照先后顺序依次就诊，无法保证所有病情较重患者在相应的时间内都能得到合理的安排和及时的救治，容易造成急诊患者的不合理等待而存在潜在风险。

2018年，由浙江大学医学院附属第二医院牵头联合全国12家医院申请的卫生标准制修订项目《急诊预检分诊》（编号20181401）批准立项。该项目立足于中国国情，在全国范围调研的基础上，以《医院急诊科规范化流程》行业标准（WS/T 390—2012）为框架，应用大数据分析、德尔菲专家咨询法构建急诊预检分诊标准，经全国范围应用后不断完善，构建了符合我国国情的、简便、可操作性强的急诊预检分诊标准。

（二）前期工作基础

《急诊预检分诊标准》基于全国范围急诊预检分诊现状及需求分析、循证研究和经验回顾、回顾性大数据分析、全国范围德尔菲专家咨询以及全国范围急诊预检分诊标准应用而制定。该标准从实际操作的角度给出了每一个分诊级别细化的指标。

1.全国范围急诊预检分诊现状及需求分析 2014—2017年，对全国28个省、直辖市及自治区的三甲医院进行了2次调研，了解目前全国三甲医院预检分诊现状、预检分诊标准应用情况及分诊护士对构建统一分诊标准的需求；同时，考虑到急诊分诊工作的协调配合情况，对全国三甲医院的急诊科主任进行调研，从急诊科主任的角度了解分诊标准构建的需求。由此明确，目前国内很有必要进行急诊患者预检病情分级，并且需要统一预检分诊标准。

2.循证研究和经验回顾 依据循证医学方法，系统检索并学习国内外分诊相关文献，以及国家相关政策和法规，明确了标准构建的理论依据，确保标准构建的科学性和可靠性。

3.回顾性大数据分析 回顾性分析浙江省某三甲医院急诊科数据，采用Fisher判别模型，分析早期预警评分值与ESI分级之间的关系，确定了《急诊预检分诊标准》的综合指标。

4.德尔菲专家咨询 对全国范围的79名护理管理、急诊临床护理、急诊医学、儿科、产科专家进行专家咨询，通过2轮专家咨询，确立了《急诊预检分诊标准》的具体指标。

5.《急诊预检分诊标准》多中心应用 将标准在全国范围8家综合医院急诊科、急诊儿科、3家妇产科专科医院进行标准信效度验证，综合信度达0.956～0.994，综合分诊不足率为0.09%～1.40%，分诊过度率为0.58%～1.90%，提示该标准具有良好的分诊准确性，对急诊患者具有良好的辨识度；同时，效度评价结果显示，随着分诊级别的降低，急诊死亡率、入住ICU率逐步降低，而经急诊医生诊疗后患者出院率逐步升高，说明该分诊标准给出的分诊级别能够真正代表患者病情的严重程度，具有良好的效度，能够在全国范围内推广应用。

（三）标准编制原则

本标准为首次制定，旨在为急诊分诊护士提供客观、可依据的标准，在制定过程中遵循"科学性、规范性、适用性、可行性"原则，根据国内法律法规以及现行行业标准及规范的要求，结合急诊预检分诊全国调研、大数据分析和专家咨询的研究成果，以及标准试运行的实践经验制定。

1.以需求为导向 本标准制定前期，进行了3次全国调研，包括2次全国三甲医院急诊科护士和1次全国三甲医院急诊科主任调研,了解目前急诊预检分诊的现状,广泛征集急诊医护人员对于分诊标准的制定需求。

2.以科学为依据　该标准在循证研究基础上,形成标准指标条目池,遴选全国范围急诊医学、急诊护理、护理管理领域的权威专家并进行2轮专家咨询,确保标准指标构建的科学性和先进性。

3.综合验证结果　标准构建完成后,进行了全国范围多中心临床验证,并组织专家对标准内容和应用报告进行论证,不断完善、修正分诊标准。

(四)标准主要内容

急诊预检分诊标准包括急诊预检分诊分级标准、流程和急诊预检分诊护士要求等内容。标准的主要章节包括范围、规范性引用文件、术语和定义、急诊预检分诊原则、急诊预检分诊分级、急诊预检分诊分级标准、急诊预检分诊流程、急诊预检分诊护士要求。

1.急诊预检分诊原则　确立了急危重症优先就诊、准确快速分级分流、动态评估和及时预警三大原则,使其贯穿整个急诊预检分诊工作过程,抓住威胁患者生命的主要矛盾,区分患者病情的轻重缓急,根据科学、可靠的分诊工具进行快速、准确分诊,同时设定应诊时间以确保急诊患者安全,对于候诊患者进行动态评估以及时发现候诊患者的病情变化,实现及时预警的效果。

2.急诊预检分诊分级与分级标准、流程　依据危急征象指标、单项指标、综合指标将患者的病情严重程度分为4级。1级为濒危患者;2级为危重患者;3级为急症患者;4级为非急症患者。各级别设置相应的应诊时间标准,并用颜色加以区分。其中,考虑到分诊指标不可能穷尽,设立了确保急诊患者安全的权重指标,即:分诊护士根据专业判断该患者存在危及生命,需紧急抢救的情况;患者存在高风险或潜在危险,尚未达到紧急抢救的情况。同时,从急诊预检分诊护士接诊开始到分流结束,给出了明确、可操作的分诊流程,为临床实践及推广奠定基础。

各分诊指标说明如下:

(1)心搏骤停、呼吸骤停:各种原因引起的心搏、呼吸骤停。

(2)气道阻塞或窒息:呼吸道可因舌根后坠、异物、分泌物、黏膜水肿、喉或支气管痉挛而部分或全部阻塞,甚至窒息,需要立即采取措施维持气道通畅。

(3)休克征象:患者处于休克状态,包括面色苍白、出冷汗、脉搏细速、口唇及甲床轻度发绀、心率加快、呼吸频率增加、脉压差缩小。休克判定参照外科学相关标准。对于休克患者,需要立即采取稳定血流动力学的措施。

(4)急性大出血:成年人在短时间内一次性出血量达800mL以上(约占总循环

血量的20%以上),出现休克症状。

(5)突发意识丧失:患者突然发生的意识丧失。

(6)癫痫持续状态:全身反复、连续、短促地节律性抽动,发作时间持续30min以上或癫痫频繁发作,发作间歇期意识尚未恢复。儿科多指高热或不伴高热时全身反复、连续、短促的节律性抽动,包括惊厥持续状态、惊厥发作后意识未有恢复。

(7)脑疝征象:疝出的脑组织压迫脑的重要结构或生命中枢。患者因此出现瞳孔对光反射迟钝、双侧瞳孔不等大,嗜睡、浅昏迷甚至昏迷等意识改变表现。如发现不及时或救治不力,往往导致严重后果。

(8)剧烈胸痛/胸闷(疑似急性心肌梗死、主动脉夹层、肺栓塞、张力性气胸):采用降阶梯思维,将以胸痛/胸闷为主诉患者的可能危及生命的情况列出,如急性心肌梗死、主动脉夹层、肺栓塞、张力性气胸,需立即采取措施稳定血流动力学或解除患者呼吸窘迫的情况。急性心肌梗死患者表现为胸骨后或心前区突发性压榨样闷痛或紧缩、堵塞样疼痛,有窒息或濒死感,含服硝酸甘油不缓解;主动脉夹层患者表现为胸骨后突发难忍的、呈撕裂样、刀割样或波动样剧烈疼痛,可向肩胛或腹部放射;肺栓塞患者常表现为突发的单侧胸膜样疼痛,伴有呼吸困难和焦虑感;张力性气胸患者表现为突发的单侧尖锐性刺痛或刀割痛,疼痛与呼吸运动有关,同时伴有呼吸困难。

(9)特重度烧伤:成人烧伤总面积>50%或Ⅲ度烧伤总面积>20%或已有严重并发症,儿科患者烧伤总面积>25%或Ⅲ度烧伤总面积>10%或已有严重并发症。需紧急处理。

(10)急性中毒危及生命:毒物的毒性强(如氰化物)或大量毒物进入人体内,迅速引起症状甚至危及生命。

(11)复合伤/多发伤:复合伤是指两种或两种以上不同致伤因子同时或相继作用于机体导致的损伤,受伤机制复杂,需多学科团队紧急应对。多发伤是指同一致伤因素作用下引起的身体两处或两处以上的创伤,至少有一处危及生命,伤情严重、组织破坏严重,需尽快处理。

(12)持续性胸痛,生命体征稳定,存在高风险或潜在危险:有些胸痛患者进入急诊科时情况尚稳定,尽管这类患者需要在入院10min内进行诊断性心电图(ECG)检查,但并不符合1级标准,这类患者归为2级。

(13)有脑梗死表现,但不符合1级标准:存在除1级危及生命情况外的脑梗死表现,如偏瘫、偏身感觉障碍、双眼对侧同向性偏盲、可能出现失语等症状的脑卒中患者。

(14)腹痛(疑似绞窄性肠梗阻、消化道穿孔):采用降阶梯思维,将以腹痛为主诉的患者可能存在的高风险或潜在风险情况列出,如绞窄性肠梗阻或消化道穿孔,提示分诊护士关注。患者可能在短时间内发生病情进展,需要尽快处理。具体表现如下:疑似绞窄性肠梗阻,阵发性绞痛,腹痛间歇期不断缩短,逐渐转为持续性,腹胀为不对称的局限性腹胀,若伴发肠套叠,可出现血性黏液便;疑似消化道穿孔,突发上腹部刀割样疼痛,很快弥漫至全腹,多数伴恶心、呕吐,腹式呼吸消失,板状腹,全腹压痛、反跳痛,以右上腹部明显。

(15)糖尿病酮症酸中毒表现:患者糖尿病症状加重,出现食欲减退、恶心、呕吐等胃肠道症状,以及呼吸声大,有烂苹果味等症状,可能在短时间内出现休克或意识障碍,需尽快处理。

(16)骨筋膜室综合征表现:患者创伤后肢体持续性剧烈疼痛,且进行性加剧,指或趾呈屈曲状态,肌力减弱,患处表面皮肤略红、温度稍高、肿胀、有严重压痛,若短时间内得不到处理会影响患者后续肢体功能。

(17)急性中毒,但不符合1级标准:毒物通过各种方式进入人体,引起人体发生暂时或持久性损害,除1级以外的情况可归为危重患者,需尽快进行处理。

(18)突发意识程度改变:如嗜睡、定向障碍、晕厥等,属于高风险情形,存在病情进展或发生不良并发症的潜在风险。

(19)精神障碍(有自伤或伤人倾向):患者有精神障碍,存在有自伤、杀人、精神病、暴力或潜逃风险,需尽快处理,避免发生不良后果。

(20)综合指标:即改良早期预警评分。早期预警评分系统是以生命体征为基础的综合性病情评估工具,用于快速识别危重及潜在危重患者,具有简单易操作、可重复性好的特点。在分诊过程中,MEWS可作为单项指标的补充有效识别潜在危重患者,确保急诊患者安全。

(21)凡分诊护士根据专业判断患者存在危及生命,需紧急抢救的情况;或凡分诊护士根据专业判断患者存在高风险或潜在危险,尚未达到紧急抢救的情况。考虑到分诊标准不可能穷尽所有分级指标:若分诊护士根据专业判断患者存在已列出指标外的危及生命的情况,则分为1级;若分诊护士判断该患者存在高风险或潜在危险,虽不需要紧急抢救,但需尽快处理,分诊为2级。

3.急诊预检分诊护士要求　从工作年限、资质、培训与考核等方面给出急诊预检分诊护士准入标准,为急诊分诊管理及人力资源配置提供理论支持。

(五)标准使用注意事项

1.应用信息技术辅助急诊分诊　现阶段信息技术手段日新月异,医院急诊科在使用该标准的同时,不仅要立足于本标准,发挥其优势作用,还应该开阔视野,与信息技术专业开展合作,应用相应的急诊预检分诊信息化系统,将本标准指标嵌入信息系统,最大化提升分诊工作的效率。

2.特殊情况的级别调整 针对高危受伤机制的创伤患者(如从3m以上高处坠落患者、同乘人员有死亡的车祸患者、被甩出车外患者等,由于受伤机制的复杂性和严重性,就诊时生命体征等可能处于正常范围或临界状态,但其病情变化的潜在风险程度高),在分诊标准实际使用时适当上浮分诊级别,以确保患者安全。此外,由于老年群体(年龄>80岁)往往存在主诉与客观病情不完全一致、临床症状不典型、多病共存等情况,所以在处于同水平的客观指标范围时,需要与青壮年区别对待,建议根据老年患者的实际情况适当上浮分诊级别。而发热患者往往在体温升高的同时,伴随呼吸频率和心率的增快,MEWS会过高,建议对其适当下调分诊级别,以最大化合理利用急诊医疗资源。

3.结合所在医院资源情况,依据标准内容制订细化的急诊预检分诊护士培训方案 本标准的制定遵循适用性的原则,综合考量分诊护士资质要求及全国范围应用的可行性,规定了急诊分诊护士的准入标准。因此,研究者或急诊科在使用本标准时,可结合自身情况制订细化的培训方案,以确保分诊护士能够达到标准的要求。

(六)展望

本标准的编制有利于规范急诊预检分诊工作的组织与实施,为急诊分诊提供科学、客观、可操作的分诊标准指标,确保急诊患者安全;为国内的研究者开展分诊相关科学研究提供了技术标准,进一步促进急诊护理研究的发展,进而提升我国学者在国际学术舞台上的地位和影响力,增加更多平等交流与合作的机会。

二、急诊预检分诊标准解读(儿科)

儿科急诊预检分诊工作是护士依据一定的标准来判断患儿的病情严重程度。早期识别急诊危重患儿,可减少住院时间并降低病死率。建立高效、敏感的急诊儿科预检分诊标准一直是国内外学者研究的重点。目前的预检分诊标准主要针对成年人,缺乏具体、可操作的儿科急诊分诊标准,而我国儿科急诊医疗服务需求已大大超越了现有的空间与资源。有研究显示,真正的急诊患儿占急诊就诊患儿的20%~30%,因此,构建一套快速、高效、适合儿科的预检分诊标准意义重大。由国家卫生健康委员会组织,浙江大学医学院附属第二医院牵头起草的行业标准《急诊预检分诊(儿科部分)》,规范了儿科分诊分级指标。

(一)儿科急诊预检分诊标准起草背景

2012年,国家出台了行业标准《医院急诊科规范化流程》(WS/T390—2012),规定了急诊预检分诊框架,但未细分儿科预检分诊标准;国内学者胡菲、余良珍、杨银玲等将国外标准本土化,但并不统一。2017年,参照加拿大儿童分诊标准,在循证医学和专家讨论的基础上,确定急诊儿科预检分级分诊标准条目池,包括单项客观指标、症状/指征指标、综合指标,即儿童早期预警评分三个维度,下设4项一级指标,36项二级指标(其中23项指标与成人相同),通过全国范围的德尔菲专家咨询并进行临床应用,最终确立了儿科急诊预检分诊标准。

(二)具体指标内容解读

部分危急征象指标和成人急诊预检分诊分级标准一致,具体见成人分诊标准解读。儿科特有指标解读如下。

1. 急性大出血　患儿急性大出血没有明确标准,根据《内科学》,大出血的血量占总循环量的20%以上,患儿出现休克症状,或者根据儿童脱水程度进行评估,临床上判断急性大出血的标准一般为短时间内失血量达患儿体重的10%。

2. 特重度烧伤　烧伤总面积>25%或Ⅲ度烧伤总面积>10%或已有严重并发症,需紧急处理。

3. 惊厥发作　惊厥发作时全身或局部肌群突然发生阵挛、松弛交替,或强直性收缩。局部以面部和拇指抽搐为突出,双眼球常有凝视、发直或上翻,瞳孔散大,同时有不同程度的意识障碍,可出现屏气、呼吸暂停、发绀等表现。

4. 眼外伤伴眼球损伤　眼外伤指眼部因物理性、化学性和生物性因素造成的组织及功能损害,当伴有眼球损伤时容易致盲或视力损伤。

5. 急产患儿未离断脐带或阿氏(Apgar)评分<3分　产妇到达急诊时已娩出但脐带未断的患儿、24h内早产儿或阿氏评分<3分。

6. 毛细血管充盈时间　毛细血管充盈时间≥3s。正常温度下,患者各部位与心脏保持同一水平;用手指压迫患者指(趾)甲,当患者血压过低、血容量不足、休克时,解除压力后毛细血管血流恢复缓慢,保留指(趾)甲由白转红的时间延长,毛细血管充盈时间大于3s,这说明患者循环功能存在障碍。

7. 胸闷、胸痛、心悸　对于儿科患者而言,胸闷、胸痛、心悸主要指疑似心肌炎患者。心肌炎患儿临床表现差异很大,症状轻微者表现乏力、胸闷、心悸,年长儿主诉心前区疼痛或有压迫感。

8. 腹痛　小儿急性腹痛没有确定的某种临床表现,其中6~10岁的儿童会主诉腹痛,而婴儿往往表现为烦躁、哭闹、面色苍白、出汗等临床症状。采用降阶梯思维,列出以腹痛为主诉的患儿可能存在的高风险或潜在风险情况,如绞窄性肠梗阻、嵌顿疝、消化道穿孔、泌尿道结石等。肠套叠患儿的典型临床表现主要为阵发性哭闹、呕吐、腹部包块及果酱样血便;绞窄性肠梗阻患儿临床表现为腹痛、腹胀、呕吐和肛门停止排便排气;嵌顿疝患儿可出现恶心、呕吐、腹部绞痛及发热等症状,严重者可发展至绞窄疝,处理不及时可发展至肠坏死、肠梗阻、肠破裂等,甚至导致患者死亡;消化道穿孔患者/儿腹痛剧烈,呈强迫性卧位不敢翻动,全腹有压痛、反跳痛、腹肌紧张(呈板状腹)等表现,严重时可危及生命;泌尿道结石患儿可有不同程度的腰腹或尿道疼痛及血尿。

9.精神状态表现为反应低下或易激惹 反应低下或易激惹常为危重患儿神经系统表现,这些迹象在新生儿或幼儿中容易被忽视,可进一步发展为意识改变,需尽快处理。

10.高热伴惊厥发作史 患儿有惊厥史,出现高热时,诱发惊厥的风险比较高。

11.新生儿 出生28d内的患儿。28d内患儿就诊多因为发热、黄疸或误吸等,出现发热的患儿可能存在严重感染,需尽快检查处理;同时新生儿抵抗力弱,容易交叉感染,需尽量缩短就诊时间。因此,对于新生儿患儿需提高分诊级别,如正常评估分级可能是3级,作为新生儿则直接调至2级优先处理。

12.剧烈呕吐 剧烈呕吐指患儿呕吐不止,程度较重,不能进食,有脱水的风险。

13.过敏反应表现 过敏反应是身体对一种或多种物质的应答超出正常范围,这类物质与机体共同作用后致使患者出现的皮疹、恶心、胸闷等反应。当患儿皮肤黏膜皮疹明显、面部广泛肿胀等时,要高度警惕,可能进一步发展为过敏性休克。

14.综合指标 由于患儿年龄较小,不能准确描述自身病情,同时潜在危重症不一定能通过危急征象和单项指标表现出来,考虑到临床患儿单项指标未达到危险级别,但是多项指标处于临界状态时,病情的危险系数就会增加,因此将儿童早期预警评分作为患儿潜在危险风险识别的工具,对儿童行为意识、心血管系统及呼吸系统的状况进行快速评估。儿童早期预警评分取值0~9分,其中1级≥5分,2级3~4分,3级1~2分,4级0分,任何一个单变量达到3分,就归为1级。

(三)标准实施中的注意事项

1.信息化技术辅助 儿科分诊客观指标分层较细,患儿生命体征的指标根据不同年龄段进行划分,不同年龄的数值不一样,如月龄0~3月的患儿正常心率为120~140次/分,但3~6岁的患儿正常心率为80~100次/分。因此,应根据患儿的年龄进行分层,评估过程中需要信息化技术的支撑,以最大限度地提升分诊工作的效率。

2.患儿疼痛和血压评估的特殊性 儿童的生长发育特点决定其各年龄期生命体征值及对疼痛表现等的差异。在客观指标罗列时,对儿童根据年龄进行分层。其中,疼痛评估采用行为学FLACC评估量表和面部表情法。建议测量并评估年龄>5

岁患儿的血压;对年龄≤5岁的患儿不常规测量血压,以毛细血管充盈时间替代。

3.儿科分诊指标覆盖面问题　急诊就诊患儿病种繁多,现有标准无法罗列所有的情况。因此,在指标条目上增加"凡分诊护士认为患儿存在危及生命,需紧急抢救的情况""凡分诊护士根据专业判断认为患儿存在高风险或潜在风险,但尚未达到紧急抢救的情况"。分诊护士需要结合临床经验,根据标准进行判断。

(四)展望

规范科学的预检分级分诊体系有利于不同级别的患儿得到及时的医疗诊治,有利于分诊护士有据可循,最大化利用急诊资源。通过对预检分诊标准儿科部分的解读,基于患儿安全的角度审视和对儿科分诊标准在临床上实际意义的理解,护理人员用其专业能力去实施分诊标准细则,并在临床实践中去检验该标准实施的效果。

三、急诊预检分诊标准解读(产科)

急诊预检分诊标准是依据患者病情急危重程度而制定的分级标准,是辅助分诊人员临床分诊的工具。目前,国内尚缺乏具体可操作的产科急诊预检分诊标准。自2016年全面二孩政策实施以来,高龄、高危妊娠期妇女明显增加,急诊室作为危重孕产妇急救的重要部门,面临极大的挑战。尽管孕产妇的病情变化急骤,但病情骤变之前常会有一些征象出现,在其病情急速进展之前若能早期识别预警征象并及时处理,对于减少孕产妇死亡、改善孕产妇病情具有重要意义。安全有效的急诊预检分诊标准可准确识别急危重症患者,确保患者安全,提高急诊工作效率。中华护理学会急诊专业委员会联合浙江省急诊医学质量控制中心在循证研究、全国范围调研、回顾性大数据分析、德尔菲专家咨询和全国范围应用完善的基础上,制定了简便、科学、可量化的急诊预检分诊标准。本部分将解读其中的产科急诊分诊标准。

(一)前期工作基础

产科急诊分诊标准的研究始于2014年,以加拿大急诊预检标尺(CTAS)为参照,根据国内实际情况及产科特点建立了改良版CTAS,并在妇产科医院急诊科进行临床实践,取得了较好的成效。研究开展以来,专家对改良CTAS进行经验回顾与大数据分析后,增加了综合评价指标改良早期预警评分,以及危急征象指标,并通过全国范围德尔菲专家咨询及多中心应用最终确立了产科急诊预检分诊标准。

(二)具体指标内容解读

部分危急征象指标和成人急诊预检分诊分级标准一致,具体见成人分诊标准解读。产科特有指标解读如下。

1. **突发意识丧失或意识程度改变** 意识障碍是指患者对自身和周围环境刺激的觉醒感知能力不同程度降低或丧失。患者突然发生的意识丧失,是最严重的意识障碍,分为1级。与成人急诊预检分诊标准不同,考虑到疾病对胎儿的影响,突发意识程度改变(如嗜睡、晕厥、定向障碍等)亦属于危急征象指标,需紧急处理。

2. **妊娠期妇女剧烈腹痛** 采用降阶梯思维,列出以剧烈腹痛为主诉患者的可能危及母婴生命的情况,如先兆子宫破裂、子宫破裂、胎盘早剥、异位妊娠破裂、妊娠合并外科急腹症(如胰腺炎),需立即采取措施稳定血流动力或解除胎儿宫内窘迫的情况。其中,先兆子宫破裂疼痛特点是子宫呈强直性或痉挛性过强收缩,产妇烦躁不安,下腹剧痛难忍;子宫破裂疼痛特点是产妇突感下腹一阵撕裂样剧痛,子宫收缩骤然停止,腹痛稍缓解后,因羊水、血液进入腹腔刺激腹膜,出现全腹持续性疼痛;胎盘早剥疼痛特点是突发持续性腹痛、腰酸、腹背痛,子宫硬如板状,压痛明显;异位妊娠破裂疼痛特点是妊娠期妇女突感一侧下腹部撕裂样疼痛,常伴有恶心、呕吐,可出现肛门坠胀感;妊娠合并急性胰腺炎疼痛多位于左上腹,可呈阵发性加剧,可放射至腰背肩部。

3. **脐带脱出于宫颈口外** 胎膜破裂后脐带脱出于宫颈口外,降至阴道内甚至露于外阴部,为脐带脱垂的临床表现。脐带脱垂时若胎先露部已衔接,脐带受压于胎先露部与骨盆之间,会引起胎儿缺氧,甚至胎心完全消失。脐带血循环阻断时间超过7~8min即可出现胎死宫内,须紧急处理。

4. **即将分娩征象** 第二产程即胎儿娩出期,宫缩持续时间可长达1min,间歇仅1~2min。当胎头下降压迫盆底组织时,产妇有反射性排便感,并不自主地产生向下用力屏气的动作,会阴膨隆、变薄,肛门括约肌松弛。胎头于宫缩时露出于阴道口,在宫缩间歇期又缩回阴道内,称作胎头拨露。妊娠期妇女出现此类临床表现,提示即将分娩,需紧急处理。

5. **妊娠期妇女抽搐** 抽搐是指患者一部分肢体或一侧肢体或全身肌肉强烈或节律性收缩,可伴有意识障碍。对出现抽搐的妊娠期妇女,应考虑是否为子痫。子痫妊娠期妇女在抽搐过程中易发生唇舌咬伤、摔伤、骨折等各种创伤,病情进展迅速,这是造成母婴死亡的主要原因,需紧急处理。

6. **胎儿窘迫征象** 胎儿窘迫是指胎儿在子宫内因急性或慢性缺氧危及生命的综合症状。胎儿窘迫表现:自觉胎动消失,催产素激惹试验或宫缩应激试验评估为Ⅲ类图形,胎心率基线无变异并反复出现晚期减速或变异减速或胎心过缓(提示胎儿缺氧严重)。胎儿生物物理评分是综合电子胎心监护及超声检查所示某些生理活动,以判断胎儿有无急、慢性缺氧的一种产前监护方法。通过胎儿肌张力、胎动、胎儿呼吸样运动和羊水量4项指标可了解胎儿宫内安危。每项2分,总分10分。评分≤4分,提示胎儿急慢性缺氧,需紧急采取措施。

7.糖尿病酮症酸中毒表现　妊娠期糖尿病酮症酸中毒表现与非妊娠女性相似,症状包括恶心、呕吐、口渴,多尿,呼吸深快、有烂苹果味,可能在短时间内出现休克或意识障碍。母体糖尿病酮症酸中毒会导致胎儿缺氧、酸中毒和血容量不足,危及胎儿的存活能力,需尽快处理。

8.凶险性前置胎盘妊娠期妇女出现规律宫缩　既往有剖宫产史或子宫肌瘤剥除术史,此次妊娠是前置胎盘,胎盘附着于原手术瘢痕部位者称凶险性前置胎盘,发生胎盘粘连、植入和致命性大出血的风险高。临产后,规律宫缩使宫颈管消失、宫颈口扩张时,附着于子宫下段及宫颈内口的胎盘前置部分伸展能力差,与其附着处发生错位分离,血窦破裂出血,反复出血或1次出血量过多可导致胎儿宫内缺氧,胎心异常甚至消失,严重者胎死宫内,需尽快处理。

9.妊娠期妇女腹部或腰部受外力撞击　妊娠期妇女腹部或腰部受外力撞击(有明显不适主诉),或伴有宫缩、出血或腹痛者妊娠期妇女外伤,尤其是腹部钝性创伤会导致子宫突然拉伸或收缩而诱发胎盘早剥。其主要症状为突发持续性腹痛、腰酸及腰背痛。疼痛程度与胎盘后积血量正相关,严重时可出现恶心、呕吐、出汗、面色苍白、血压下降等休克征象,这可导致胎心消失,胎死宫内。

10.院外分娩　院外分娩指在医院外发生的分娩。因环境因素及分娩时未经严格消毒,产妇及新生儿并发症发生率增高,威胁母婴健康及生命,需尽快处理。

11.异常胎位、双胎、孕周≤32周的妊娠期妇女伴有大量阴道流液　胎膜早破主要临床表现为阴道流液。早产胎膜早破是早产儿病率(早产儿特有疾病的发病率)及死亡率的主要原因,尤其发生在32周以前。异常胎位包括肩先露、臀先露。肩先露妊娠期妇女容易发生胎膜早破,可致脐带及上肢脱垂,直接增加胎儿窘迫甚至死产率(死产指妊娠28周及以上的胎儿在分娩过程中死亡);臀先露妊娠期妇女发生胎膜早破时脐带脱垂发生率是头先露的10倍。脐带脱垂也是双胎常见并发症,多发生在双胎胎位异常或胎先露未衔接出现胎膜早破时,是胎儿急性缺氧死亡的主要原因。以上情况均需尽快处理。

12.阴道流血大于或等于月经量或活动性出血　妊娠期妇女若阴道流血量达到或超过月经量,应考虑为病理性阴道流血,常见原因有前置胎盘或胎盘早剥,需尽快处理。

13.产检明确前置血管妊娠期妇女出现无痛性阴道流血　前置血管亦称血管前置,指走行于胎膜间、缺乏华通胶及胎盘保护的脐血管,通过子宫下段或跨越宫颈内口,位于胎先露前方。发生破膜时前置血管可破裂,导致胎儿急性失血性休克甚至死亡,典型临床症状是妊娠晚期无痛性阴道流血,色鲜红,多发生在胎膜破裂时。

14.胎儿肢体脱出宫颈口外 肩先露妊娠期妇女可发生上肢脱垂,臀先露妊娠期妇女可发生下肢脱垂,都需要尽快处理以避免发生胎儿窘迫、脐带脱垂、产程停滞甚至子宫破裂等危及母婴生命安全的紧急情况。

15.孕周>32周妊娠期妇女阴道流液 胎膜早破妊娠期妇女有发生感染、胎盘早剥、早产、脐带脱垂或受压的风险,需急诊处理。

16.妊娠期妇女持续性呕吐 妊娠期妇女在妊娠早期出现严重持续的恶心、呕吐,是妊娠剧吐典型的临床表现,可引起脱水、酮症甚至酸中毒,需要住院治疗。

17.中央性前置胎盘妊娠期妇女出现规律宫缩 中央性前置胎盘是指胎盘组织完全覆盖宫颈内口,是妊娠期严重并发症之一。临产后的规律宫缩可导致中央性前置胎盘妊娠期妇女出现阴道出血、胎儿窘迫等异常情况,需急诊处理。

18.患者有轻微急性症状 患者存在轻微急性症状,如阴道少量流血、发热等。

(三)标准实施中的注意事项

针对产科特有疾病(如妊娠期高血压、异位妊娠等)具有病情进展快、风险程度高的特点,当妊娠期妇女出现"头痛、眼花、视物模糊"症状,或有晕厥史时,可上调分诊级别以确保母婴安全。

(四)展望

我国"全面二孩"政策的实施,给危重孕产妇的管理及孕产妇死亡防控带来新的挑战。《健康中国2030规划纲要》中明确提出要提升孕产妇急危重症救治能力,主要指标要求至2030年,中国孕产妇死亡率应下降至12.0/10万。产科急诊分诊标准的制定遵循科学、量化、客观、可操作原则,有助于急诊领域危重孕产妇的早期识别与急救,前移孕产妇死亡防控关口,从而改善孕产妇及围产儿的不良结局。此标准在运用过程中,需借助信息技术辅助分诊,以提高急诊预检分诊效率。急诊科在使用本标准时,应进行先期培训与考核,使护士能够正确理解与执行,保证预检分诊质量,保障母婴安全。

第四节　急诊预检分诊流程

一、分区分级原则

预检分级分诊是对急诊就诊患者进行快速评估,并根据其病情的急危程度进行优先次序的分级。预检分诊是急诊患者就诊的第一道关口,通过科学的方法对患者进行分类,迅速识别急、危、重患者,充分利用急诊资源,维持急诊患者就诊秩序,确保急诊患者安全。

（一）急诊分区

根据患者救治过程中,所需使用的设备资源的分布情况,结合国际分类标准以及我国大中城市综合医院急诊医学科现状,将急诊科从功能结构上分为"三区",即红区、黄区、绿区。

1.红区　配备完善的紧急抢救资源,包括各类急救设施设备、人力资源、信息资源等。该区域安置危及生命的濒危及危重患者,此类患者应立即被接诊,并及时进行病情评估,其危及生命的情况应在最短时间内得到诊治和处理,以稳定生命体征,保证患者的安全。

2.黄区　配备常规的生命体征检查以及基本诊疗器械设备。该区域安置暂无明确的危及生命体征情况的、但不能排除病情随时变化可能的患者。负责该区域的医务人员需要定时巡视,以便随时发现患者的病情变化,并及时给予诊治和处理。

3.绿区　为普通绿区,即快速处置区。安置非急症的患者。

（二）急诊分级

预检护士需根据患者的主诉/症状,通过危急征象指标、单项客观指标（生命体征、血氧饱和度）和综合指标（MEWS评分）三个维度,对患者病情的严重程度进行综合的评估和判断,将患者的病情分为"四级",进而决定患者就诊的优先次序（见表2-4-1）。

1级:为濒危患者,如无呼吸/无脉搏患者、气管插管患者、急性意识障碍患者,以及其他需要采取挽救生命等干预措施的患者。对该级别患者的响应时间为即刻。

2级:为危重患者,且病情有可能在短时间内进展至1级,或可能导致严重致残者。对该级别患者的响应时间＜10min。

3级:为急症患者,有急性症状和急诊问题,但目前没有明确危及生命或致残危险。应在一定的时间段内安排该级别患者就诊,以处理并缓解患者的不适症状。对该级别患者的响应时间＜30min。

4级:为非急症患者,目前无急性发病症状,无或很少有不适主诉,且临床判断所需的医疗资源在1种以下。对该级别患者的响应时间＜240min。

急诊室复苏室和抢救室为红区,优先诊疗区为黄区,普通诊疗区为绿区。

1级、2级患者安置在红区,3级患者安置在黄区,4级患者安置在绿区。为保证诊疗安全,对各级别的患者应在相应的响应时间内,给予接诊照护。如果接诊时间超出相应级别的响应时间要求,应有相关提示或提醒,警示患者的分级就诊超时。此时,预检分诊护士应通知诊疗医生,并再次对患者进行分诊评估,根据患者的病情,在保证患者诊疗安全的前提下继续候诊或改变分诊级别提前就诊。

表 2-4-1 预检分诊各级别相应时间

预检分诊级别	患者病情的严重程度	响应时间
1级	濒危患者	即刻
2级	危重患者	<10min
3级	急症患者	<30min
4级	非急症患者	<240min

(三)区域转换

病情复杂多变,情况迥异是急诊就诊患者的重要特点之一。在诊疗过程以及候诊过程中,由于诊疗检查的完善,相应疾病的诊断明确,或者在诊疗期间病情发生变化,患者的照护级别可能会随之改变,分诊的区域之间就需要进行切换。比如因"头痛"主诉就诊的患者,在后续诊疗过程中,影像学资料如提示"蛛网膜下腔出血",其分诊和照护级别应随之上浮,就诊区域需由绿区普通诊疗区切换为红区抢救区。

二、分诊问诊方法

预检护士在急诊预检分诊问诊时应根据患者的主诉/症状,根据专业知识,采用系统的方法进行询问,有目的、有重点地引导患者和(或)家属提供疾病相关信息,并将患者和(或)家属的主诉以其原本表达的字句记录于护理记录中,明确患者急诊就诊的主要原因,以免遗漏有意义的重要资料。

(一)分诊方法

急诊分诊护士可通过眼、耳、鼻、手等感官的配合快速收集患者的客观资料。

1.看 患者的精神、步态、神态、表情、皮肤、面色、口唇颜色、有无创伤、肢体活动。

2.问 患者的病史、接触史、伴随症状、创伤机制。

3.听 患者或家属的主诉。

4.查　患者体温、脉搏、呼吸、血压、血氧饱和度、瞳孔、神志。

5.CRASHPLAN　该缩写词由各个英文单词首字母组成,临床上常用于创伤患者的创伤评估。

C=cardiac(心脏):心率,心率快慢提示有无休克征象;心音低钝遥远提示有无心包积液。

R=respiratory(呼吸):呼吸急促、困难,应考虑和排查患者是否存在气胸、血胸。

A=abdomen(腹部):观察评估腹部有无隆起,是否存在压痛、反跳痛等腹膜刺激征,有无移动性浊音,有无血尿、血便。

S=spine(脊柱):评估局部是否存在肿胀、移位,有无后突、侧弯及错位畸形,有无大小便障碍,有无下肢运动障碍及感觉障碍。

H=head(头颅):评估患者意识水平,瞳孔变化,是否存在恶心、呕吐等颅内高压症状。

P=pelvis(骨盆):评估骨盆挤压试验、分离试验,有无畸形。

L=limbs(四肢):评估观察四肢有无畸形、肿胀、脱位、疼痛、关节活动障碍、弹性固定。

A=arteries(动脉):触摸动脉搏动,初步判断患者的血压情况以及出血情况:触及颈动脉搏动血压大约为60mmHg;触及股动脉搏动血压大约为70mmHg;触及桡动脉搏动血压大概80mmHg(1mmHg=0.133kPa)。

N=nerves(神经):综合评估患者的姿势水平以及肢体神经反应。

6.疼痛评分　根据患者查体时,所给出的局部疼痛分值记录。常用的疼痛评估法有数字评分法(Numerical Rating Scale,NRS)、面部表情疼痛评估量表(Faces Pain Scale,FPS)。

(1)数字评分法(NRS):用0~10分代表不同程度的疼痛,0分为无痛,1~3分为轻度疼痛(疼痛尚不影响睡眠),4~6分为中度疼痛,7~9分为重度疼痛(不能入睡或睡眠中痛醒),10分为剧痛。

(2)面部表情疼痛评估量表(FPS):该疼痛评估方法客观、方便。使用从快乐到悲伤以及哭泣的6个不同面部表情,简单直观,容易理解,适用范围广,对于无法完全用语言表达的幼儿也能用此法进行疼痛评估,为临床提供参考。

(二)问诊方法

对于意识障碍的患者,预检护士应通过患者亲近的家属,了解或目睹患者发病或事故的朋友、警察、救护人员以及协助转送人员提供的有关资料,对患者做出初步评估和判断。简明且有针对性的问诊,有助于体现预检护士的专业素养,同时能在一定程度上减轻患者和(或)家属的焦虑,利于建立良好的护患关系,提升患者的满意度。

1.常见的问诊方法

(1)OLDCART:该词由各个英文单词或词组的首字母组成,临床上用于评估患者的各种不适症状。

O(onset):是指发病时间,即"什么时候感到不适?/何时发病?"。

L(location):是指发病或不适的部位,即"哪里感到不适/不舒服?"。

D(duration):是指发病或不适的持续时间,即"不适/不舒服多久了?"。

C(characteristic):是指不适/不舒服的特点,即"怎样不适/不舒服?"。

A(aggravating factor):是指疾病或不适的加重因素,即"是什么引起不适?"。

R(relieving factor):是指缓解因素,即"有什么可舒缓不适症状?"。

T(treatment prior):是指来院就诊前的治疗,即"有没有服用过药物/接受过治疗?"。

(2)AMPLE:该词由各个英文单词首字母组成,主要用于创伤患者创伤机制评估。

A(allergies):过敏史。

M(medications currently used):当前所服用的药物。

P(past illness/pregnancy):既往病史,女性患者需关注妊娠史。

L(last meal):最后一次进餐时间。

E(event/environment related to the injury):与创伤相关的事件或环境。

2.常见的疼痛评估方法

PQRST:为各个英文单词首字母组成的缩写,主要用于疼痛的评估。

P(provoke):诱因,即疼痛发生的诱因以及加重或缓解的相关因素。

Q(quality):性质,即疼痛的性质,如钝痛、绞痛、刀割样痛、针刺样痛、烧灼样痛等。

R(radiation):放射,有无放射痛以及放射痛的部位。

S(severity):程度,疼痛的程度如何,可应用疼痛评估工具(如数字评分法)进行评估。

T(time):时间,疼痛开始、持续以及终止的时间。

(三)特殊注意事项

预检分诊评估过程中,应注意保护患者的隐私。各个诊疗间应配备查体床及相应的床帘,全方位保证患者隐私,保障全面查体的落实。诊疗候诊区域应设有特定的分诊查体区,该区域应配备床帘、生命体征测量仪以及移动分诊装置,提供更为隐蔽的查体评估环境、相对独立的空间,便于问诊和查体的规范落实。

各类赛事及会议的人员保障。急诊科作为医院应急窗口科室,除了日常急诊诊疗外,还可能需要承担各类型赛事、会议的参赛人员或参会人员的保障工作。普通诊疗区应设立VIP诊间。诊间位置应以安静、舒适为原则,尽可能设置在绿区的便利角落,应提供舒适软质座椅。该诊间应配备常规查体评估的所有设施设备,包括查体床、眼科、五官科评估工具,病历记录及医嘱开立的电脑,尽可能保证诊疗过程的快速、流畅的进行。对查体床可给予抢救床单位标准配备,以效率应对各类突发状况。

对其他特殊就诊人群,如外籍人员、聋哑人群,应提供特殊语言支持。医院应提供专门的语言服务保障团队,以应对临床诊疗中特殊语种或手语等的沟通交流,确保分诊信息采集及时、完整、有效。

三、分诊评估要点

急诊分级分诊标准指标体系(见表2-4-2)由危急征象指标、单项客观指标和综合指标3个维度组成。

(一)危急征象指标

1级:危急患者

预检分诊护士需首先评估"患者是否存在危及生命的情况?"采用ABC评估法,具体操作如下:患者气道是否通畅?(A);患者可以呼吸吗?(B);是否可触及患者脉搏?(C)。

(1)如果患者存在(上述情况之一),该患者预检分诊级别为1级,分诊结束,立即安置于红区进行抢救。

(2)如果评估患者无上述任何情况,分诊护士需要继续评估患者是否存在其他的危急征象或情况,如特重度烧伤、癫痫持续状态、脑疝征象、急性中毒危及生命、过敏性休克、低血糖伴神志改变、复合伤/多发伤、胸痛/胸闷(疑似急性心肌梗死、主动脉夹层、肺栓塞、张力性气胸)等。如果符合上述危急征象指标,该患者分诊为1级,分诊结束,立即安置于红区进行抢救。

2级:急重患者

预检护士评估"患者是否有高风险(不需即刻抢救)或潜在危险情况?"如持续

性胸痛,怀疑急性冠脉综合征,但情况稳定;有急性脑梗死表现,但不符合1级;糖尿病酮症酸中毒;精神障碍(有自伤或伤人倾向);腹痛(考虑绞窄性肠梗阻)等;创伤患者,有高危险性受伤机制,如3m以上跌倒或甩出车外或同乘人员严重受伤或死亡等;凡预检护士认为患者存在高风险,但不需要立即进行抢救生命的处置等。符合以上任一项则为2级。

(二)单项客观指标

单项客观指标维度包括心率、呼吸频率、收缩压、经皮血氧饱和度(SpO_2)。具体标准如下:

1级:如果不符合上述预检分级1级任何危急征象指标,则进入生命体征等的单项客观指标评估。凡符合以下单项客观指标者,分诊级别即为1级。如:体温<32℃、体温>41℃、心率<40次/分、心率>180次/分、呼吸频率≤8次/分、呼吸频率≥36次/分、收缩压<70mmHg、收缩压>220mmHg、SpO_2<80%(创伤患者<90%)。

2级:如果不符合上述预检分级2级任何危急征象指标,则进入生命体征等的单项客观指标评估,如心率41~50次/分、心率141~179次/分、收缩压70~80mmHg、收缩压200~219mmHg、$SpO_2$85%~89%、疼痛评分8~10分(NRS)。

3级:疼痛评分4~6分(NRS)。

(三)综合指标

综合指标,即MEWS。具体标准指标见表2-4-3。

1级:如不符合上述三种情况,患者MEWS≥6分,其预检分诊为1级,应立即将其安置于红区进行抢救。此外,凡分诊护士根据专业判断患者存在高风险或潜在危险,尚未达到紧急抢救的情况,应按照预检分级1级处置。

2级:如不符合上述三种情况,患者MEWS 4~5分,其预检分诊为2级,应立即将其安置于红区进行抢救。此外,凡分诊护士根据专业判断患者存在高风险或潜在危险,尚未达到紧急抢救的情况,应按照预检分级2级处置。

3级:急症患者。患者MEWS 2~3分,有急性症状和急诊问题,但目前明确没有危及生命或致残危险。对此级别患者应在一定的时间段内安排就诊。

4级:非急症患者。患者MEWS 0~1分,目前有轻症或没有急性发病情况,无或很少不适主诉。此级别患者中存在一定数量的配药、开立检查单、门诊输液患者,这类患者应该在门诊就诊,但考虑到国情和患者的实际情况,响应时间小于240min。

表 2-4-2 急诊分级分诊标准体系

分诊级别	指标维度	指标条目	响应时间（min）
1级	危急征象指标	心搏骤停	即刻
		呼吸骤停	
		气道阻塞或窒息	
		休克征象	
		急性大出血（出血量大于800mL）	
		突发意识丧失	
		癫痫持续状态	
		脑疝征象	
		剧烈胸痛/胸闷（疑似急性心肌梗死、主动脉夹层、肺栓塞、张力性气胸）	
		特重度烧伤	
		急性中毒危及生命	
		复合伤/多发伤	
	单项客观指标	体温<32℃	
		体温>41℃	
		心率<40次/分	
		心率>180次/分	
		呼吸频率≤8次/分	
		呼吸频率≥36次/分	
		收缩压<70mmHg	
		收缩压>220mmHg	
		SPO_2<80%	
	综合指标	MEWS≥6分	
	其他	凡分诊护士根据专业判断患者存在危及生命、需紧急抢救的情况	
2级	危急征象指标	持续性胸痛，生命体征稳定，存在高风险或潜在危险	<10min
		有脑梗死表现，但不符合1级标准	
		腹痛（疑似绞窄性肠梗阻、消化道穿孔等）	
		糖尿病酮症酸中毒表现	
		骨筋膜室综合征表现	
		急性中毒，但不符合1级标准	
		突发意识程度改变	
		精神障碍（有自伤或伤人倾向）	

续表

分诊级别	指标维度	指标条目	响应时间（min）
2级	单项客观指标	心率40~50次/分	
		心率141~180次/分	
		收缩压70~80mmHg	
		收缩压200~220mmHg	
		SPO₂ 80%~90%	
		疼痛评分7~10分（数字疼痛评分法）	
	综合指标	MEWS 4~5分	
	其他	凡分诊护士认为患者存在高风险,但尚未达到紧急抢救的情况	
3级		疼痛评分4~6分（数字疼痛评分法）,MEWS 2~3分或患者有急性症状和急诊问题	<30min
4级		MEWS 0~1分或患者有轻微症状	<240min

表 2-4-3 改良早期预警评分（MEWS）

	3分	2分	1分	0分	1分	2分	3分
呼吸(次/分)	≥30	21~29	15~20	9~14		<9	
体温(℃)		≥38.5		35~38.4		<35	
收缩压(mmHg)		≥200		101~199	81~100	71~80	≤70
心率(次/分)	≥130	111~129	101~110	51~100	41~50	≤40	
AVPU 反应				A	V	P	U

注:AVPU,即 A:Alert,警觉;V:Verbal,言语刺激有反应;P:Pain,疼痛刺激有反应;U:Unresponsive,无反应。

第五节　急诊预检分诊台要求

医院急诊是急诊医疗服务中最重要而又最复杂的中心环节,是医院的窗口,也是医疗活动的第一线,承担24h各类伤病员的紧急救治任务。规范、完善的急诊预检分诊台设置能够最大限度地发挥预检分诊的作用,主要体现如下。

1.安排就诊顺序　分诊可帮助护士在日益拥挤的急诊科快速识别需要立即救治的患者。简单而言,急诊分诊就是分辨"重病"和"轻病"的就诊者,优先使那些最严重的患者能够获得最即时的治疗,保证患者的安全,提高工作效率。当资源严重短缺时,如灾难救援时,分诊(现场检伤分类)的原则就是根据国际标准,使用黑红黄绿统一标记,快速进行检伤分类,决定是否给予伤员优先救治和转运,以救治更多的伤员。

2.患者信息登记　登记的内容包括患者的基本信息,如姓名、年龄、住址、联系电话、医疗保险情况等;患者医疗信息,包括到达急诊的时间、生命体征、意识状态等。

3.紧急处置　这里的"处置"指的是两种情况:①指急诊分诊护士对患者初步评估后,发现病情危重、危及生命而采取的必要的初步急救措施;②指患者病情暂无生命危险时采取对随后的治疗有帮助的简单处置,如对外伤出血部位给予无菌纱布覆盖、压迫止血等。急诊分诊护士亦可根据所在医疗机构的规定或分诊预案(triage protocol)启动实验室、X线以及心电图检查,缩短患者急诊就诊等待时间。

4.建立公共关系　急诊分诊护士通过快速、准确、有效的分诊,使危重患者的医疗需求即时得到关注,并通过健康教育或适时的安慰,与急诊科其他人员有效沟通,迅速与患者建立和谐的护患关系,增加患者满意度。

5.统计资料收集与分析　应用计算机预检分诊系统对急诊患者的信息进行录入、保存,通过对信息的整理、统计和分析,为急诊科管理、科研和教学提供基础数据和决策依据。

一、急诊预检分诊台环境设置

为保障患者获得便捷的急救服务,保证急诊科救治连续与畅通,并能与院前急救有效衔接,急诊预检分诊台的环境(见图2-5-1)设置对做好分诊工作是非常重要的。在地理位置上,预检分诊台需设置在明显的位置,一般设在急诊科入口处,有可直达救护车的通道,方便接收或转送就诊者。其次,预检分诊台需要具有明显的标志,使患者一进入急诊科就能立刻看到,急诊分诊护士也能够第一时间清楚地看到每一位前来就诊的急诊患者,根据患者需要主动提供服务。此外,除了需要相对独立的空间,预检分诊台为联系急诊抢救室和诊间患者的枢纽,周边需预留转运的空间,利于平车轮椅等转运工具快速通行,也能更好地观察到候诊患者,提供最大程度的照护。有条件的医院可以在分诊台附近设置移动分诊台,在移动分诊台上搭载包含急诊预检分诊软件的笔记本电脑和分诊评估相关用具,对非常规急诊患者进行分诊,如群体伤、传染病等。

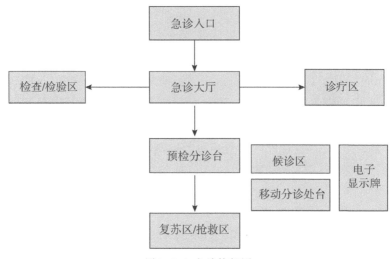

图 2-5-1 急诊构架图

二、人员资质

1.人员设置 急诊分诊人员负责接诊和分诊急诊就诊患者,其分诊技术水平直接影响患者的救治效果,因此,急诊分诊人员要有明确的岗位要求和严格的准入标准,不仅要有基本的急救护理专业知识,还要掌握各个专科疾病的医疗护理知识,同时具备较强的分析和评估病情的能力,按病情的轻重缓急分出就诊的先后次序,将患者以最快的速度分配到正确的诊疗区域(红区、黄区、绿区),以保证其获得及时、适当的诊疗与照顾。急诊预检分诊台可设置下列人员。①分诊人员:分诊人员应安排具有急诊分诊资质的护士担当,并且24h在岗接待来诊患者。分诊区至少应设置一名急诊分诊护士,负责收集医疗护理相关信息,如患者就诊时的主诉、血压、脉搏、呼吸、体温、病情危重程度的判断等级等。急诊量大、分诊工作任务多的医院,可适当增加分诊人员的数量。②其他人员:如设置负责提供急诊就诊患者病历、收集患者基本信息情况、保险情况或挂号收费等的财务人员;配备护理辅助人员,陪同患者检查、入院等;配备保安人员协助维持工作秩序,保障医护人员与患者安全。

2.急诊分诊人员的准入标准 ①工作年限:急诊分诊人员由3年以上急诊工作经验,通过急诊预检分诊相关培训并考核合格,具有丰富临床知识的护理人员担任。②职称:急诊分诊人员应具备较高的职业技术职称,建议由主管护师或高年资护师担任。③能级:依据各大医院护士能级分类标准,建议安排高能级护士担任急诊分诊人员,如 N3 及以上护士。④专科技能:通过急诊专科技能培训;轮转过急诊抢救室或重症监护病房,且多次参与抢救工作;熟练掌握各种临床技能及急救知识(如心电图仪、各种监护仪使用、监护图形识别等),并能灵活应用于临床工作。推荐急诊专科护士优先担任。⑤核心能力:急诊是一门综合性学科,分诊护士需要具备全面的专业知识与技能、较强的沟通与协调能力、良好的心理素质与应变能力、敏锐的观察能力与临床判断能力等。具体见表 2-5-1。

表 2-5-1　急诊预检分诊护士岗位胜任能力表

序号	资质	符合	序号	胜任能力	符合
1	护士执业证书		1	掌握急诊预检分诊标准	
2	BLS 证书		2	正确实施急诊预检分诊流程	
3	急诊工作 3 年及以上		3	正确使用急诊预检分诊信息系统	
4	其他特殊操作资质		4	正确执行传染病患者的筛查规范	
			5	正确执行急诊绿色通道的管理规范	
			6	正确执行突发公共卫生事件流程	
			7	正确实施心电图采集	

结果:
□符合急诊预检独立上岗要求

护士长签名:　　　　　　时间:

注:BLS 证书,是急救证书的一种,英文全称为 basie life support,即基础生命支持。

三、设备配备

急诊预检分诊台除了配备专业的分诊护士外,还需要配置专用分诊设备、院前-院内救治联动系统、各类评估工具、转运工具、便民物资等(见表 2-5-2)。在物品设置上,一般配备下列物品。①基本评估用物:如体温计(耳温仪)、血压计(多功能监护仪)、听诊器、体重计、手电筒、压舌板等。②办公用品:如计算机、电话、病历和记录表格等。③患者转运工具:如轮椅、平车。④简单伤口处理用品:如无菌敷料、包扎用品、固定骨折用品等。⑤其他:配备一次性手套、口罩、洗手液以及纸杯、手纸、呕吐袋等简单便民物品;必要时亦可备用快速血糖检测仪、心电图仪、快速心肌标志物等即时检验(point-of-care testing,POCT)检测仪等。

表2-5-2 急诊预检台设置

	主预检分诊台				移动分诊台
120连接系统	备用电脑	预检主电脑	生命体征测量设备	患者候诊区	移动分诊电脑
传真电话机	便民用物	群体伤检伤分类用物	快速手消毒剂	备用轮椅	生命体征测量设备
电子显示屏控制器	预检相关制度本	预检查体用物(听诊器、压舌板等)	备用儿童及婴儿袖带	安保人员岗位	轮椅及平车患者候诊区

综上所述,急诊预检分诊台的设置不仅要地理位置便捷、设备物资先进、人员配备达标,更需要建立标准化的预检分诊流程和电子化分诊系统才能更好地完成急诊预检分诊工作。

第六节 分诊质量评价与持续质量改进

一、分诊质量评价方法

随着医药卫生体制改革的不断深化,医疗服务质量已经成为目前各大医疗机构可持续发展的基础与保障。预检分诊是急诊患者就诊的首个环节,其准确、及时与否,不仅涉及患者能否得到快速、有效的诊治,也直接反映了急诊预检护士的业务能力和医院服务质量。针对日常的预检分诊工作,完善的分诊质量评价体系是前提。评价的方法一般可以分为信度和效度两个方面。

(一)信度

信度用于评价不同分诊人员采用同一标准对相同患者分诊结果间的一致性。该指标反映分诊标准的稳定性。信度评价方法举例(见表2-6-1)。

表2-6-1 信度评价方法

评价方法	评价者	评价方式
评定者间信度(常用)	护士A—护士B	现场观察(同时)/回顾性
	护士A—专家(expert)(常用)	现场观察(同时)/回顾性
	护士A—医生(physician)	现场观察(同时)/回顾性
评定者内信度	护士A	模拟情景案例/回顾性

具体实施方案采用评定者间信度,回顾性抽样验证。评价者(护士 A—专家 E)。

(1)研究对象:随机抽取一个月(1~12 中的一个月),导出该月分诊数据。按照急诊班次(白班/前夜班/后夜班)分层抽取,每个班次随机抽取 2 个,共计 6 个班次(2 个白班,2 个前夜班,2 个后夜班)。选择抽取数据,隐去分诊级别。每一例分诊数据包括以下信息:患者一般资料(年龄、性别、家庭住址、就诊时间)、主诉、症状、生命体征[体温(T)、心率(HR)、呼吸频率(RR)、血压(BP)]、SpO_2、疼痛评分、意识评分、创伤标记、末次月经(女性患者)、跌倒风险、入院途径、备注信息。

(2)专家选择标准:15 年以上急诊工作经验,其中包含 10 年以上分诊工作经验;能够熟练按照本标准进行分诊。

(3)由选取专家按照分诊数据信息,回顾性进行分级,并记录。

(4)评价指标:

1)分诊不足率 $= \dfrac{\text{护士 A 分诊级别低于专家 E 分诊级别的患者数}}{\text{同期急诊科就诊患者总数}} \times 100\%$

2)分诊过度率 $= \dfrac{\text{护士 A 分诊级别高于专家 E 分诊级别的患者数}}{\text{同期急诊科就诊患者总数}} \times 100\%$

3)分诊级别符合率 $= \dfrac{\text{各级别符合患者数之和}}{\text{各级就诊患者总数}} \times 100\%$

4)响应时间符合率 $= \dfrac{\text{各级目标响应时间内接诊患者数}}{\text{各级就诊患者总数}} \times 100\%$

(二)效度

效度用于评价护士为患者分配的分诊级别与患者病情真实情况之间的一致性。由于目前没有判断患者病情级别的金标准,所以研究多采用效标关联效度反映标准能够预测患者结局的能力。该指标反映分诊标准的可靠性。

1.效标关联效度指测验值与作为效标的另一独立测验结果之间的一致性程度,一般用本测验与效标测验测同一被试得到的两组值的相关系数表示。

2.常用校标包括急诊死亡率、住院死亡率(30d)、总住院时间,以及转归情况(转入 ICU、普通病房、出院)。

二、分诊持续质量改进

当前医疗过程的复杂性、就诊患者的多样性、社会环境的变化等都决定了分诊标准的构建不可能一蹴而就;同时随着标准的不断完善、新兴技术的应用,分诊软件系统不断更新。因此,应在"以医务人员为主体、以患者为中心"的核心理念下,结合持续质量改进理论,根据实践不断地修订和完善分诊标准和软件系统,全面提升分诊的质量和效率。

持续质量改进的实施步骤基于FOCUS-PDCA。FOCUS-PDCA是由美国医院组织创造的一种持续质量改进的模型,由PDCA循环进一步发展而来,旨在更仔细地了解和分析程序中的环节,以改进质量。步骤包括确立质量改进问题(F),成立质量改进小组(O),改进前现状调查(C),分析原因(U),确定预期目标、选择改进方案(S),计划(P),实施(D),检查(C),处理(A),核心在于通过持续不断的改进,使得产品或服务质量在有效控制的状态下向预定目标发展。以下针对其中的几个关键环节予以具体说明。

(一)确定问题

由小组负责人首先对小组成员进行简要培训,使其能够了解分诊持续质量改进的内涵,以及整个质量改进的方法和步骤;然后对小组成员进行分工,对分诊标准及软件系统在运行过程中存在的问题进行调研,调研时强调全员参与。质量改进小组对分诊标准和分诊操作系统存在的问题进行分类汇总、归类。

(二)成立分诊持续质量改进小组

根据医院的组织管理结构,结合分诊标准及软件系统的设计、操作层面,成立分诊持续质量改进小组。该小组包含护理管理人员、分诊标准构建主要参与者、软件系统建设管理人员、分诊系统操作人员、项目负责人及其他人员。

(三)改进前现状调查

针对当前的分诊情况、符合率、等候时间等指标收集信息,进行基线的调查。

(四)分析原因

在确定具体问题后,可采用鱼骨图方式剖析每个问题的根本原因。由于分诊标准本身和软件系统两者类属不同,但又存在一定的联系,因此需针对不同问题,仔细分析可能涉及的各个环节,经全面客观的分析之后,找出问题的症结所在。

(五)确定预期目标、选择改进方案

深入访谈分诊系统的操作者(分诊护士)、急诊科医生、护理管理者、患者等,明确其期望和需求,制定预期目标。在这个过程中,尽量对目标进行量化处理,确保可操作性。例如:分诊准确性达95%,1/2级相应时间符合率达100%等。

（六）计划

制订切实可行的实施方案，为了保证计划方案的顺利进行，可采用甘特图作为持续改进实施的辅助工具，以简明的图示通过活动列表和时间刻度表示出持续改进的具体时间与任务，并和预期目标相关联，确保方案的顺利实施。

（七）实施

分诊标准内化于分诊软件，因此需要分诊护士和软件维护人员合作完成，同时对于方案实施的进度应该进行全方位的过程控制，协调处理，避免由于突发事件影响实施进度。

（八）检查

实施之后应该对结果进行反馈，即分诊护士将操作中存在的问题反馈给护理管理者以及软件维护人员，反复协商，最终达到所设定的预期目标。

（九）处理

由持续改进小组进行讨论，提出意见和建议，总结经验教训，将改进的结果作为修订标准的理论依据，巩固改进成果。同时将未达到的预期目标作为新问题分析原因，开始新一轮质量改进。通过大数据平台分析急诊预检分诊现状及找出影响分诊的关键因素，制订改进方案和计划，不断提升质量、改进服务。

借助 FOCUS-PDCA，总结经验，不断改进，有利于提高工作人员的综合能力，提高团体合作性，保障急诊患者安全。

第三章 急诊分诊案例

本章案例所提供的信息可供急诊分诊护士分级练习,在仔细阅读案例信息后,用《急诊预检分级分诊标准》为患者分级。

一、分诊案例举例与解析

(一)成人分诊案例举例与解析

1.男性,78岁,家属陪同随120急救车至急诊大厅。主诉:"胸闷,气急、喘不上来气。"查体发现:患者胸闷,气促明显,口唇甲床发绀明显,意识清,既往慢性阻塞性肺疾病(COPD)病史25年,无药物过敏史。生命体征:T 36.1℃,HR 134次/分,R 25次/分,BP 149/92mmHg,SpO₂ 75%。

案例解析 分诊级别为1级,需要立即采取挽救生命的措施。该患者SpO₂ 75%,血氧饱和度低,呼吸费力,符合1级单向客观指标,需要立即进行积极的气道管理。分诊护士需立即将该患者安置于复苏区进行相应的处置。

2.女性,83岁,主诉:"头晕、头痛3h,头转动后更加明显,同时有恶心感但是未呕吐。"生命体征:T 36.7℃,HR 75次/分,RR 19次/分,BP 260/130mmHg,SpO₂ 99%,意识清。既往高血压病史30年。

案例解析 分诊级别为1级,需要立即采取挽救生命的措施。老年患者,既往有高血压病史,目前收缩压高达260mmHg,符合1级单项客观指标,存在继发各种并发症(如脑血管意外)的可能。该患者需要立即建立静脉通道并用药处理。

3.女性,26岁,5小时前进入失火的公寓去营救她的猫,在火场中滞留半小时,被消防人员营救出来并送至医院急诊室。主诉:"当时里面烟味太难闻了,简直不能让人呼吸,现在喉咙口很痛,感觉呼吸很困难。"患者声音嘶哑、咽喉痛、咳嗽。观察到患者呼吸费力。有哮喘病史,按需吸入用药。无已知药物过敏史。生命体征:T 36℃,HR 114次/分,RR 40次/分,BP 108/74mmHg,SpO₂ 93%。

案例解析 分诊级别为1级,需要立即处理。该患者目前呼吸形态异常,存在呼吸窘迫,病史提示可能存在吸入性损伤,应立即进行处理或插管,避免进一步进展导致喉头水肿等并发症的发生。RR 40次/分,符合1级单向客观指标。

4.女性,21岁。主诉:"我感觉不好,心跳比较快,我几乎不能呼吸,感觉胸部有压力,从早上8点钟开始,一直持续到现在,将近有4个小时了,没有缓解,我感觉越来越严重,所以来医院。"患者既往体健,无已知药物过敏史。生命体征:T 36.1℃,HR 178次/分,节律正常,RR 32次/分,BP 82/60mmHg,SpO₂ 91%。皮肤湿冷。

案例解析　分诊级别:1级,患者需要立即采取挽救生命的措施,危急征象和单项客观指标不符合1级,但是MEWS评分7分,故此患者仍为1级患者。该患者循环不稳定,皮肤湿冷,呼吸偏快,均提示该患者需进行紧急处理。

5.男性,76岁,由于剧烈的胸腹痛被送至急诊室就诊。主诉"就像有人要把我的胸口撕裂开一样疼。"大约在30min前开始痛的,疼痛强度在10分。既往有高血压病史,服用利尿剂。无过敏史。患者坐在轮椅上,由于疼痛一直在呻吟。查体发现皮肤湿冷。生命体征:T 37.3℃,HR 122次/分,RR 24次/分,BP 88/68mmHg,SpO₂ 94%。

案例解析　分诊级别:1级,需要立即采取挽救生命的措施。从患者主诉描述以及高血压病史、胸痛性状判断,很可能存在主动脉夹层,危急征象符合1级,且目前血流动力学已经不稳定,需要立即建立静脉通路,并完善检查给予相应的处理。

6.男性,28岁,120急救车送入,在滑雪时撞到了树上。目击者称男生失去控制,撞到了头部。患者当时意识丧失,120医生交班,在他们抵达事发现场时发现患者呼吸浅表,立即给予气管插管,呼吸机辅助通气,目前患者仍无意识,无呼吸,血压正常。

案例解析　分诊级别为1级,需要立即采取挽救生命的措施。根据病史描述,该患者突发意识丧失,危急征象符合1级,虽已插管,但仍需紧急进行处理。

7.女性,72岁,慢性阻塞性肺疾病患者,呼吸急促,坐着轮椅来到急诊室预检台。在呼吸的间隙,告诉护士"从昨天开始就一直有呼吸困难,伴发热。"血氧饱和度为79%,监护仪在持续报警,其余生命体征:T 37.9℃,HR 128次/分,RR 30次/分,BP 136/84 mmHg。

案例解析　分诊级别为1级。该患者存在明显的呼吸困难,血氧饱和度仅79%,符合1级单向客观指标,需要立即对患者进行高级气道管理以缓解目前症状。

8.男性,28岁,有严重的海鲜类食物过敏史,并误吃了一勺虾。目前感觉轻度喘息,局部出现皮疹,自行至医院急诊室就诊。主诉"半小时前不小心吃了一勺虾,现在感觉胸闷,有点喘不过气来,皮疹比来医院前有所增加。"生命体征:T 36.5℃,HR 128次/分,RR 30次/分,BP 136/84mmHg,SpO₂ 97%。

案例解析　分诊级别为1级,需要紧急进行处理。针对危急征象指标、单项客观指标以及MEWS评分,患者均不符合,但该患者有明确的海鲜类食物过敏史,目前已经出现过敏征象而且进行性加重,心率快,呼吸急促,存在喉头水肿可能性大,需要紧急进行处理,防止病情进一步进展。此案例符合"凡分诊护士根据专业判断患者存在危及生命,需紧急抢救的情况"。

9.女性,55岁,120急救车送入,高速路上因发生严重车祸而受伤,同车人员当场死亡。患者目前仍无意识,体表无明显伤口。院前生命体征:T 36.5℃,HR 85次/分,RR 15次/分,BP 61/45mmHg,SpO$_2$ 90%。

案例解析 分诊级别为1级,需要立即采取挽救生命的措施。该患者存在突发意识丧失,符合1级的危急征象,血流动力学不稳定,需要立即开通静脉通路进行液体复苏等处理。

10.女性,65岁,由家属护送入急诊室。家属诉:"上午干农活时误服了百草枯农药,就立即送来医院了。"患者入院时意识清,主诉:"感觉喉咙口有点疼,动一动就有点胸闷气急,感觉呼吸有点跟不上来。"患者既往体健,无已知药物过敏史,生命体征:T 36.5℃,HR 104次/分,RR 18次/分,BP 130/68mmHg,SpO$_2$ 94%。

案例解析 分诊级别为1级,需要立即采取挽救生命的措施。患者符合1级的急性中毒危及生命的危急征象,需立即进行洗胃,并采取一系列急救措施。

11.男性,58岁,20min前突然出现剧烈的心前区不适来急诊就诊。主诉"胸口很闷,就像填了很多东西一样压得我喘不过气,我含服了硝酸甘油片,但没什么效果。"既往有冠心病病史,无过敏史。生命体征:T 36.5℃,HR 102次/分,RR 20次/分,BP 125/88mmHg,SpO$_2$ 98%。

案例解析 分诊级别为1级。需要立即采取挽救生命的措施。根据患者病史描述,患者很可能存在急性心肌梗死,符合1级的剧烈胸痛(疑似急性心肌梗死)的危急征象,需要立即完善心电图等相关检查,并采取相关急救措施。

12.男性,61岁,半小时前无诱因出现抽搐,双眼上翻,口吐白沫,持续数分钟,家属提供发作时的视频。由120急救车送至急诊室,目前无抽搐,但意识不清。生命体征:T 37.7℃,HR 152次/分,RR 26次/分,BP 138/68mmHg,SpO$_2$ 90%。

案例解析 分诊级别为1级。需要立即采取挽救生命的措施。患者目前虽无气道、呼吸、循环问题,但MEWS评分为8分,为1级患者,需要紧急进行抢救处理。

13.男性,59岁,由120急救车送入急诊室,主诉:"1小时前,建筑工地施工过程中不慎从3米高处摔下,来的路上呕吐两次。"患者嗜睡,查体发现腿部、背部多处擦伤,患者既往体健,无已知药物过敏史。生命体征:T 36.4℃,HR 102次/分,RR 18次/分,BP 137/86 mmHg,SpO$_2$100%。

案例解析 分诊级别为2级。患者从3米高处坠落,嗜睡,神志发生改变,符合2级"患者突发意识程度改变"这一危急征象,结合患者来院途中发生呕吐,极有可能发生颅内出血情况,需要医生马上行CT等检查,给予相应药物治疗。

14.男性,87岁,由120急救车送至急诊室,主诉:"1小时前洗澡,地滑,不小心摔倒,头撞到了浴室的玻璃门上"。患者清醒、警觉、定向正常,能够回忆摔倒过程。患者有房颤病史25年,长期服用多种药物,包括华法林。生命体征:T 37℃,HR 76次/分,RR 18次/分,BP 106/68 mmHg,SpO$_2$ 98%。

案例解析　分诊级别:2级。患者存在高风险或潜在风险,尽管患者目前生命体征平稳,但服用华法林抗凝,存在内源性出血的可能,且摔伤头部,符合"凡分诊护士根据专业判断患者存在高风险或潜在危险,尚未达到紧急抢救的情况",需要进一步CT排除外伤性脑出血可能。

15.女性,18岁,怀疑药物过量,由120急救车送入急诊室。患者大学宿舍同学发现她昏昏欲睡,精神不好,因此打了120。患者有抑郁病史。体检时发现患者双侧手腕有多处浅表伤口。生命体征:T 36.5℃,HR 70次/分,RR 10次/分,BP 97/60mmHg,SpO$_2$ 86%(空气),对疼痛刺激有反应。

案例解析　分诊级别为2级。患者存在高风险或潜在风险,且根据查体发现存在自伤倾向,符合2级患者的危急征象指标,目前精神状态较差,SpO$_2$ 86%,需要紧急进行吸氧、建立静脉通道等措施处理。

16.男性,19岁。救护车送入一位19岁司机,其所驾驶的汽车与一辆高速摩托车发生碰撞。患者被固定在担架上,主诉腹痛明显,疼痛评分5分。查体腹部肌紧张,压痛反跳痛明显,左侧胳膊有多处伤口。患者既往体健,无已知药物过敏。入院生命体征:T 37.1℃,HR 86次/分,RR 28次/分,BP 102/60mmHg,SpO$_2$ 96%。

案例解析　分诊级别为2级。患者腹痛明显,肌紧张,压痛反跳痛明显,存在肠腔或者脏器破裂可能,符合2级患者的危急征象指标。从病史看,该患者与一辆高速摩托车发生碰撞,尽管目前生命体征平稳,但存在高危险性受伤机制,属于急重症患者,需要尽快进行检查,排除患者是否存在内源性出血可能。

17.女性,72岁。由女儿带入急诊室,"我母亲看起来和原来不一样,她比平常睡得更久,还总会抱怨有尿痛。"生命体征:T 38.2℃,HR 98次/分,RR 22次/分,BP 122/80mmHg,SpO$_2$ 96%,该患者对语言刺激有反应,但是分不清时间和地点。

案例解析　分诊级别为2级。患者存在新发的定向障碍、昏睡等精神状态的改变,符合2级患者的危急征象。该情况可能由于尿路感染引起,但需要尽快处理。

18.女性,44岁。患者持续地往一个大脸盆里呕吐,她儿子将她用轮椅推至急诊室预检台。已经持续呕吐5个小时,呕吐物为黄色。有糖尿病,但没有服用药物或者注射胰岛素。无药物过敏史。生命体征:T 37.8℃,HR 126次/分,RR 24次/分,BP 148/70mmHg,SpO$_2$97%。

案例解析 分诊级别为2级,根据患者家属描述,既往糖尿病,未进行血糖控制,目前持续呕吐,符合2级患者糖尿病酮症酸中毒表现的危急征象,属于高风险情况,需要尽快进行处理。

19.男性,73岁。头发凌乱,吼叫:"为什么你们就把我一个人留下了?"他被人发现坐在路边喝酒,前额部有一约4cm裂伤,局部渗血。对人物、地点和时间定向良好。意识清。生命体征:T 36.8℃,HR 115次/分,RR 24次/分,BP 128/70mmHg,SpO₂ 98%。

案例解析 分诊级别为2级,MEWS评分为4分,且患者目前为醉酒状态,由路人送入急诊室,患者受伤当时情况目前并不清楚,存在一系列并发症的风险,符合"凡分诊护士根据专业判断患者存在高风险或潜在危险,尚未达到紧急抢救的情况",需要进行密切关注和处理。

20.男性,20岁,主诉"1小时前在打篮球的时候,被对方选手撞伤倒地,肩膀先碰到地上"。他的左肩有明显的脱臼,疼痛评分为8分。神经功能正常。生命体征:T 36.5℃,HR 82次/分,RR 14次/分,BP 128/80mmHg,SpO₂ 100%。

案例解析 分诊级别为2级。根据病史描述,该患者可能存在肩关节脱臼,主诉疼痛评分为8分,符合2级患者的疼痛单项客观指标,超出了分诊护士物理止痛的范围,需要给予相应的止痛药物以缓解患者的疼痛,且需要急诊医生尽快为其进行关节复位。

21.女性,45岁,步行入急诊室。主诉:"我可能中风(卒中)了,早上大概7点起床照镜子,发现左边嘴角下拉,而且我的左眼睛闭不上了。"既往无其他病史及过敏史。生命体征:T 36.8℃,HR 78次/分,RR 24次/分,BP 158/94mmHg,SpO₂ 98%。

案例解析 分诊级别为2级,患者存在高风险或潜在风险,但不需要紧急抢救。从患者主诉描述来看,符合脑梗死的典型表现,符合2级患者的危急征象,需要启动溶栓小组为患者评估,及时完善检查,进一步治疗。

22.女性,83岁,家属陪同下推轮椅至急诊室。主诉:"中午吃完饭后一直头晕、头痛,午睡后仍旧不能缓解。"生命体征:T 36.7℃,HR 85次/分,RR 19次/分,BP 218/130mmHg,SpO₂ 92%,意识清。既往高血压病史30年,规律服药,血压控制在120~130/90~100mmHg。

案例解析 分诊级别为2级。患者存在高风险或潜在风险,但不需要紧急抢救。该患者虽有高血压病史,但一直规律服药,目前收缩压(systolic pressure,SBP)达218mmHg,符合2级患者的收缩压的单项客观指标,存在并发脑出血等风险,需要进行密切关注并予相应的处理以控制血压。

23.女性,34岁,哭着步入急诊室。主诉:"我的乳房很痛,乳头皲裂,正在发烧。

我是不是要停止喂养小孩,可我的孩子还只有3个月,太可怜了。"患者产后3个月,目前兼职工作。生命体征:T 39.3℃,HR 90次/分,RR 18次/分,BP 108/60mmHg,SpO$_2$ 99%,疼痛评分4分。无既往史。服用多种维生素,对青霉素过敏。

案例解析　分诊级别为3级。患者存在乳房痛、发热等急性症状,MEWS评分为2分,疼痛评分为4分,需要医生采取相应的措施来缓解患者的症状,但并不属于高风险状态。此外,有条件时还应该为患者提供母乳喂养相关的咨询。

24.女性,37岁。主诉:"早上起来开始偏头痛,我无法控制。现在一直呕吐,我可以在哪里躺一下吗?"既往偏头痛病史,无过敏史。疼痛评分5分。生命体征:T 36.5℃,HR 102次/分,RR 20次/分,BP 118/62mmHg,SpO$_2$ 98%。

案例解析　分诊级别为3级。患者既往偏头痛病史,目前疼痛评分5分,仍在呕吐,状态较差,MEWS为2分,需要为患者进行止痛、止吐及相应的检查以明确病因。

25.女性,33岁。既往体健,主诉:"我认为我食物中毒了,我昨天网上吃了海鲜自助餐半个小时后开始胃痛,然后整夜呕吐,昨晚12点以后还有拉肚子,拉出来水样的,拉了七八次了。"患者承认腹部绞痛,疼痛评分为3分,否认发热或寒战。生命体征:T 36℃,HR 103次/分,RR 16次/分,BP 116/74mmHg,SpO$_2$ 98%。

案例解析　分诊级别为3级,MEWS 2分。该患者存在呕吐、腹泻等胃肠道急性症状,需要医生为其开具处方以缓解症状。

26.女性,45岁。感冒1周,5天前开始喘息,之后进展为咳嗽,在家自测体温39.4℃,拨打120将其送至急诊室。患者主诉:"最近感冒1周,今天发烧了,我现在浑身没有力气,肌肉酸痛,头也痛,护士,请您帮帮我。"患者既往体健,无已知药物过敏。入院生命体征:T 38.7℃,HR 92次/分,RR 20次/分,BP 148/86mmHg,SpO$_2$ 97%。

案例解析　分诊级别为3级,MEWS 2分。根据患者病史,患者可能存在肺炎,不存在呼吸窘迫,需要医生为其检查并对症处理。

27.女性,19岁,步行至急诊室。主诉:"我的咽喉部感觉在着火,从几天前开始发病,且越来越严重。现在我吞咽有困难,我的朋友说我的声音不一样了。我照镜子的时候发现在我喉咙的一边有个大肿块,白色的。"无既往史,无用药史,无过敏史。生命体征:T 38.7℃,HR 92次/分,RR 18次/分,BP 122/80mmHg,SpO$_2$ 100%。

案例解析　分诊级别为3级,MEWS 2分。根据病史描述该患者可能存在咽部感染,需要急诊医生为其检查并进行相应的处理。

28.女性,34岁,初产妇。主诉:"我因乳腺炎已经用了5天抗生素。我一直在喂奶,但仍旧感觉疼痛,右胸感觉脆弱,容易破损。现在局部还有新的组织发红,每天傍晚有发热、寒战,我感觉自己越来越虚弱了"。患者既往体健,无已知药物过敏史,生命体征:T 38.9℃, HR 99次/分,RR 20次/分, BP 122/80mmHg,SpO$_2$ 98%,疼痛评分为6分。

案例解析 分诊级别为3级。患者疼痛评分为6分,MEWS 2分,说明患者为3级患者。患者目前存在乳腺炎症,属于急性症状,需要急诊医生为其进行检查并用药,以缓解和改善患者目前情况。

29.女性,19岁,步行至急诊室。主诉:"我的肚脐眼在一个月前被穿孔过,现在感觉很痛。"查体发现患者病变局部发红,易破损,肿胀,局部有脓液溢出。生命体征:T 37.8℃,HR 102次/分,RR 18次/分,BP 102/70mmHg,SpO$_2$ 100%。疼痛评分为5分。

案例解析 分诊级别为3级,疼痛评分为5分,MEWS评分为2分。该患者目前存在局部感染、蜂窝组织炎,需要急诊医生为其检查并予以相应的治疗。

30.女性,59岁,步行入急诊室。主诉:"今早发现大便颜色和往常不一样,是黑色的,昨天吃的和平常一样,我想我可能大便出血,想来做个化验。"既往胃肠手术史。生命体征:T 36.5℃,HR 102次/分,RR 18次/分,BP 118/78mmHg,SpO$_2$ 99%。

案例解析 分诊级别为3级,MEWS 2分。患者有胃肠道手术史,目前解黑便,可能存在消化道出血,但血流动力学稳定,无其他不适,需进一步检查以明确病因并给予相应的处理。

31.男性,32岁,单脚跳着进入急诊室。主诉:"大概1个小时以前我不小心打翻了烧水壶,整个右腿都被烫到了"。查体发现患者右腿外侧有水疱,大小不等。患者既往体健,无已知药物过敏。生命体征:T 36.5℃,HR 117次/分,RR 20次/分,BP 128/86mmHg,SpO$_2$ 99%。疼痛评分为5分。

案例解析 分诊级别为3级,疼痛评分为5分,MEWS评分为2分。患者存在明显烫伤,需要急诊医生尽快为其处理烫伤部位以及缓解患者疼痛。

32.男性,35岁,步行入急诊室。主诉:"我可能阑尾炎的毛病又犯了,今天早饭后开始,我的肚子又开始痛了,右下角这边,和以前的症状一样"。查体发现患者右下腹疼痛,疼痛评分3分,有压痛,无明显反跳痛。患者既往体健,无已知药物过敏史,生命体征:T 38.1,HR 103次/分,RR 19次/分,BP 143/90mmHg,SpO$_2$ 92%。

案例解析 分诊级别为3级,MEWS 2分。患者目前存在急性症状,需要进一步检查以明确诊断并进行相应的治疗处理。

33.女性,31岁,步行至急诊室。主诉:"1小时前在做饭过程中切菜时不小心切伤了手指,当时流了很多血,我自己给它压住了。"查体可见患者左手一条2cm的伤口,目前流血已经止住,伤口清洁干燥。患者既往体健,无已知药物过敏史,生命体征：T 36.3℃，HR 61次/分，RR 17次/分，BP 129/88mmHg，SpO$_2$ 100%，疼痛评分为3分。

案例解析　分诊级别为4级。患者生命体征平稳，MEWS评分为1分，仅需要进行简单的伤口包扎处理即可，为轻症患者。

34.男性，19岁，步行至急诊室。主诉："左耳疼痛2天感觉有东西在耳朵里面转来转去。"否认外伤史。患者既往体健，无已知药物过敏史，生命体征：T 37.1℃，HR 59次/分，RR 19次/分，BP 118/70mmHg，SpO$_2$ 98%，疼痛评分为2分。

案例解析　分诊级别为4级。患者生命体征平稳，MEWS评分为1分，患者需要耳部体检，或者可能需要医生开口服药物即可。

35.男性，22岁，步行至急诊室。主诉："咽痛、流鼻涕2天，今天开始声音也变得嘶哑了，吃东西会痛，咽口水也痛。"患者既往体健，无已知药物过敏史，生命体征：T 37.4℃，HR 86次/分，RR 18次/分，BP 133/84mmHg，SpO$_2$ 98%。疼痛评分为3分。

案例解析　分诊级别为4级。患者生命体征平稳，MEWS评分为1分，可能考虑上呼吸道感染，需要医生开口服药物或者抗生素，不属于高危情况。

36.女性，52岁，步行至急诊室。主诉："3天前开始排小便困难，一天要跑10多趟厕所，还有解小便的时候痛，不久前感觉小便有点变红，是不是拉血了。"否认腹痛或阴道分泌物。无过敏史。服用维生素，无显著病史。生命体征：T 36.3℃，HR 78次/分，RR 15次/分，BP 142/70mmHg，SpO$_2$ 99%。

案例解析　分诊级别为4级。患者生命体征平稳，MEWS评分为1分，考虑尿路感染，患者可能需要医生开具处方，口服或静脉输注抗生素以缓解症状。

37.男性，38岁，步行至急诊室。指向右侧下颌主诉："牙痛，已经有很多年没有看牙医了。痛了3天也没有好转。"患者脸部无明显肿胀，无张口受限。患者既往体健，无已知药物过敏史，生命体征：T 37.1℃，HR 78次/分，RR 17次/分，BP 125/70mmHg，SpO$_2$ 99%，疼痛评分为3分。

案例解析　分诊级别为4级。患者生命体征平稳，MEWS评分为1分，面部无明显肿胀，因此患者也不存在局部蜂窝组织炎等问题，可能只需要医生为其进行细致的口腔检查并开具处方，即可解决患者的现有问题。

38.女性，32岁，由120急救车送至急诊室，主诉："半小时前在家里擦玻璃的时候从凳子上摔下来。右脚扭了一下。"查体右下肢无明显伤口，无肿胀，可触及足背动脉搏动，脚趾温暖，活动时略感疼痛。患者既往体健，无已知药物过敏史。生命体征：T 37.1℃，HR 78次/分，RR 17次/分，BP 125/70mmHg，SpO$_2$ 99%，疼痛评分为2分。

案例解析 分诊级别为4级。患者生命体征平稳,MEWS 1分,摔落高度较低,且目前患者足部血运良好,只需医生进行检查排除骨折即可。

39.女性,27岁,步行至急诊室。主诉:"下腹痛4天(疼痛评分3分),今天早上阴道开始出血,血量不多,用护垫就可以。"否认恶心、呕吐、腹泻或其他尿路症状。末次月经在7周前。患者既往体健,无已知药物过敏史。生命体征:T 36℃,HR 66次/分,RR 16次/分,BP 106/68mmHg,SpO₂ 97%。

案例解析 分诊级别为4级。MEWS 1分。从病史判断,考虑该患者怀孕,需要做检查以进一步明确。目前,患者血流动力学稳定,出血量较少,可通过检查进一步明确患者情况。

40.女性,47岁,病态肥胖,平车送入急诊室。主诉:"我刚刚在路上走路。不小心绊了一跤,现在我的右腿肿胀,小腿受伤了。"患者否认胸痛或呼吸短促,承认2型糖尿病和高血压病史。生命体征:T 36℃,HR 78次/分,RR 16次/分,BP 158/82mmHg,SpO₂ 98%,疼痛评分为3分。

案例解析 分诊级别为4级。患者生命体征平稳,MEWS 1分,需要医生为其进行伤口处理。

41.男性,27岁,步行至急诊室。主诉:"昨晚打电话,揉眼睛时手指甲不小心碰到眼睛了,我戴太阳镜是因为阳光刺眼,流眼泪。"患者右眼红,流泪。患者既往体健,无已知药物过敏史,生命体征:T 36.5℃,HR 70次/分,RR 15次/分,BP 105/70mmHg,SpO₂ 100%。自评疼痛评分为3分。

案例解析 分诊级别为4级。患者生命体征平稳,MEWS 1分。该患者仅需要眼科医生为其检查眼睛并开具处方即可。

42.男性,20岁,步行至急诊室。主诉:"我的腹股沟部有皮疹,用过外用喷雾剂治疗,但一直不能痊愈,现在还是有一颗颗红色的疹子,很痒。"患者既往体健,无已知药物过敏史。生命体征:T 36℃,HR 68次/分,RR 16次/分,BP 112/70mmHg,SpO₂ 97%。

案例解析 分诊级别为4级。患者生命体征平稳,MEWS 1分。该患者明确有皮疹,需要医生为其检查并重新开具处方即可。

43.女性,76岁。主诉:"我的手可能感染了,昨天被一颗小钉子戳了一下,我已经打过破伤风了。"既往有关节炎,慢性肾功能衰竭,糖尿病。查体发现她的手掌上有一个开放的口子,局部发红、柔软、肿胀。无过敏史。生命体征:T 36.3℃,HR 72次/分,RR 16次/分,BP 102/60mmHg,SpO₂ 100%。

案例解析 分诊级别为4级。患者生命体征平稳,MEWS 1分。该患者尽管合并多种慢性病,但本次就诊原因为手伤口可能感染,需急诊医生为其处理伤口,开具处方药物,可能还需对患者进行相关内容的宣教。

44.女性,57岁,由120急救车送入急诊室,有多发性硬化病史,长期卧床。家属打电话给120,主诉:"今天早晨患者的导尿管脱出了,她不能自己控制小便,我们需要医生帮她重新放一根导尿管。"生命体征:T 37.1℃,HR 86次/分,RR 16次/分,BP 102/60mmHg,SpO₂ 98%。目前在服用抗尿路感染的抗生素。

案例解析　分诊级别为4级。患者生命体征平稳,MEWS 1分,患者目前需要医生为其重新留置导尿管。

45.女性,26岁,步行至急诊室。主诉:"我的角质层有感染,从两天前开始出现疼痛,今天我发现有点肿胀。"该患者的右手第二个手指有个小的甲沟炎。患者既往体健,无已知药物过敏史。生命体征:T 37.1℃, HR 62次/分, RR 14次/分,BP 108/70mmHg,SpO₂ 100%。

案例解析　分诊级别为4级。患者生命体征平稳,MEWS 0分。该患者目前存在甲沟炎症,仅需医生为其进行检查、治疗即可。

46.女性,29岁,步行至急诊室。主诉:"我今天早晨踩到了一个生锈的钉子,我想我需要注射破伤风。"患者脚底部伤口未见明显红肿热痛,既往体健,无已知药物过敏史。生命体征:T 36.1℃, HR 72次/分, RR 14次/分, BP 118/70mmHg,SpO₂ 100%。

案例解析　分诊级别为4级。患者生命体征平稳,MEWS 1分。患者属于轻微急症患者,仅需急诊为其注射破伤风即可。

47.女性,25岁,步行入急诊室。主诉:"刚刚中午吃饭的时候吃鱼,不小心鱼刺卡在喉咙,我试过了咳嗽,呕吐,但都没有办法使鱼刺出来。"患者既往体健,无已知药物过敏史,生命体征:T 36.3℃, HR 68次/分, RR 16次/分, BP 132/70 mmHg,SpO₂ 100%,疼痛评分为2分。

案例解析　分诊级别为4级。患者生命体征平稳,MEWS 1分。目前只需五官科医生为其检查并将鱼刺取出即可。

48.女性,66岁。主诉:"控制血压的药物吃完了,现在门诊已经关闭,但是我明天早晨需要吃的降压药已经没有了,是否可以给我开具处方?"有高血压病史10年。患者无已知药物过敏史,生命体征:T 36.1℃,HR 76次/分,RR 16次/分,BP 128/84mmHg,SpO₂ 98%。

案例解析　分诊级别为4级。"配药"是患者明确的主诉,这类患者常规在门诊配药,但由于各种原因需要急诊开具处方,解决现有问题,因此医生为其开具处方即可。是非急诊的情况。

49.男性,27岁。主诉:"我10天前来过这里,我在工作时伤到了背部,现在止痛药吃完了,但仍然很痛,来请求开处方配药,我们老板说只有来急诊看才给报销,现在晚上门诊也不能配药了"。否认麻木、刺痛、膀胱或肠道问题。患者既往体健,无已知药物过敏史,生命体征:T 37℃,HR 97次/分,RR 16次/分,BP 108/74 mmHg,SpO₂ 98%。疼痛评分为3分。

案例解析 分诊级别为4级。"配药"是患者明确的主诉,目前生命体征平稳,这类患者本属于门诊患者,但由于各种原因需要急诊开具处方,解决现有问题,因此医生为其开具处方即可。是非急诊的情况。

50.男性,60岁,步行入急诊室。主诉:"我预约了今天的门诊专家号,但是磁共振成像(magnetic resonance imaging,MRI)检查排到了下周三,医生建议我尽快完善检查以明确进一步治疗方案,看看会不会是小中风。"患者既往体健,无已知药物过敏史,生命体征:T 36.6℃,HR 88次/分,RR 16次/分,BP 158/74mmHg,SpO₂ 98%。

案例解析 分诊级别为4级。该患者本属于门诊患者,由于其他特殊原因要求急诊开具检查单,故需等候较长时间。是非急诊的情况。

51.男性,38岁。主诉:"自己骑电瓶车被小汽车撞了,感觉到脸部疼痛。"查体:神志清,左侧颜面部撕裂,口鼻及颜面部多处持续出血,口腔内持续渗血,说话声音略含糊。生命体征:T 36℃,HR 110次/分,RR 14次/分,BP 152/88mmHg,SpO₂ 96%,疼痛评分为5分。

案例解析 分诊级别为1级,需要紧急进行处理。该患者口鼻及颜面部多处持续出血,口腔内持续渗血,存在气道阻塞或窒息等误吸的风险,符合预检分级1级危急征象指标,需要做好气道保护,必要时行气管插管后,再行清创缝合,同时床边应备吸引器。

52.男性,72岁。主诉"右下腹疼痛约6小时。"查体:右侧腹股沟有一肿物,无法还纳。既往有腹股沟疝病史,可自行还纳。生命体征:T 37.2℃,HR 86次/分,RR 14次/分,BP 170/62mmHg,SpO₂ 98%,疼痛评分为4分。

案例解析 分诊级别为2级。患者嵌顿疝症状持续6小时,高度怀疑绞窄性肠梗阻可能,符合预检分级2级的高风险指标,存在肠坏死、感染性休克等潜在危险,需要尽快完善检查,积极做好术前准备。

53.男性,56岁。主诉"突发左腰部疼痛伴恶心呕吐约3小时,小便次数变多,每次小便感觉尿不出来。"查体:肾区叩击痛阳性。生命体征:T 36℃,HR 102次/分,RR 14次/分,BP 118/80mmHg,SpO₂ 98%,疼痛评分为4分。

案例解析 分诊级别为3级。患者目前存在尿路梗阻症状,属于急性症状,需要急诊医生为其进行检查并用药,以缓解和改善患者目前情况。

54.男性,20岁,主诉"足球比赛时,左足脚踝扭伤",疼痛评分为3分。生命体征:T 36.5℃,HR 72次/分,RR 13次/分,BP 110/65mmHg,SpO₂ 98%。

案例解析 分诊级别为4级。患者生命体征稳定,MEWS 0分,需要急诊医生为其进行检查,明确是否存在踝关节骨折。

55.男性,35岁。烈日下工作3小时后,出现头痛、恶心、大汗、发热后昏倒。查体:神志模糊,面红,皮肤干燥,颈软,瞳孔缩小。生命体征:T 41.1℃,HR 120次/分,RR 22次/分,BP 75/45mmHg,SpO₂ 98%。

案例解析 分诊级别为1级,需要立即采取挽救生命的措施,如降温。患者目前意识改变,且伴有血流动力学不稳定,符合预检分级1级的危急征象指标,需要立即开通静脉通路以进行冰液体复苏及冰毯降温处理。

56.男性,26岁。主诉"室外工作3小时后,出现口渴、恶心、头痛、乏力。"查体:神志清,面红,四肢肌力5级。生命体征:T 37.3℃,HR 98次/分,RR 14次/分,BP 110/70mmHg,SpO₂ 98%。

案例解析 分诊级别为4级。患者神志清,存在急性症状,但其生命体征稳定,仅需急诊医生为其检查并进行治疗即可。

57.女性,27岁。家属诉"因睡眠不足,出现疲乏、麻木感,半小时前突然尖叫倒地。"有癫痫病史。查体:神志昏迷,全身肌肉强直收缩,牙关紧闭,口唇发绀,瞳孔对光反应迟钝。生命体征:T 36.4℃,HR 112次/分,RR 23次/分,BP 121/76mmHg,SpO₂ 78%。

案例解析 分诊级别为1级,需要紧急进行处理。根据病史描述,该患者为癫痫持续状态,符合预检分级1级的危急征象指标,且伴有意识障碍,存在气道梗阻征象,需要安置于复苏室,给予镇静并行紧急气管插管。

58.女性,65岁。患者在与他人争吵后自觉头痛、头晕。有高血压病史。查体:神志清,四肢肌力5级,无呕吐。生命体征:T 37℃,HR 89次/分,RR 14次/分,BP 250/120mmHg,SpO₂ 98%。

案例解析 分诊级别为1级,需要紧急进行处理。该患者BP 250/120mmHg,符合预检分级1级的单项客观指标。预检护士需将患者安置至复苏室,立即给予降血压。同时,该患者伴有头痛、头晕症状,应警惕脑出血的可能,需立即行相关检查。

59.男性,48岁。患者因酒后持续胸骨后疼痛约4小时入院,自行含服硝酸甘油片后缓解。主诉"仍持续伴恶心,呕吐症状。"生命体征:T 36.6℃,HR 82次/分,RR 16次/分,BP 116/80mmHg,SpO₂ 98%。

案例解析 分诊级别为2级。该患者存在活动性胸痛,但生命体征平稳,需启动胸痛流程,符合预检分级2级的高风险指标。

60．男性，32岁。患者车祸伤：骑电瓶车与大货车刮擦后，双下肢挤压伤，存在开放性创面，局部渗血明显。主诉"口渴明显"。嗜睡，表情淡漠，面色苍白，皮肤湿冷。生命体征：T 36.0℃，HR 112次/分，RR 22次/分，BP 79/50mmHg，SpO$_2$ 98%。

案例解析 分诊级别为1级，需要立即采取挽救生命的措施。该患者心率快，血压低，且伴有意识水平改变，存在明显休克征象，属于1级危急征象指标。双下肢存在开放性创面，渗血明显，需立即安置患者至复苏室，进行相应处置。

61．女性，85岁。患者因呕血、黑便3小时入院，既往有冠心病、高血压病史。长期服用阿司匹林。患者神志清，出汗明显，肢端皮温凉。主诉"感乏力、腹胀。"生命体征：T 36.0℃，HR 122次/分，RR 21次/分，BP 90/50mmHg，SpO$_2$ 98%。

案例解析 分诊级别为2级。该患者既往有冠心病史，长期服用抗凝药物。主诉"呕血、黑便"。考虑抗凝药物相关的消化道溃疡病出血。既往高血压病史，伴有皮肤湿冷，心率快，血压低，符合预检分级2级的单项客观指标。MEWS 5分，符合预检分级2级的综合指标。

62．男性，60岁。患者慢性结肠梗阻，经当地医院治疗1天后转来本院，具体补液量不详。当地医院化验检查：血清钠138mmol/L、钾3mmol/L、氯110mmol/L。患者感腹痛、腹胀，疼痛评分为4分。既往有高血压病史，近期未服用降压药物。生命体征：T 36.7℃，HR 120次/分，RR 25次/分，BP 121/70mmHg，SpO$_2$ 98%。

案例解析 分诊级别为2级。该患者心率快，轻度疼痛，不考虑与疼痛相关。患者BP 121/70mmHg，既往有高血压病史，慢性结肠梗阻2天，结合心率快伴电解质紊乱，警惕后续是否会出现感染性休克，有潜在病情变化危险。MEWS评分为5分，符合预检分级2级的综合指标。

63．女性，28岁，孕38周+3天，初产妇，腹痛6小时，在家人陪同下，步行入院。主诉"规律宫缩10～15min一次。"生命体征：T 37.1℃，HR 77次/分，RR 13次/分，BP 101/76mmHg，SpO$_2$ 99%。

案例解析 分诊级别为4级。该患者有轻微临产症状，初产妇第一产程通常为11～12h，符合预检分级4级分诊标准。

64．患儿，女，3岁。突发肢体抽搐3小时入院，入院时神志清，四肢肌力正常。生命体征：T 39.6℃，HR 107次/分，RR 18次/分，BP 96/65mmHg，SpO$_2$ 98%。

案例解析 分诊级别为2级。患儿发热抽搐，考虑高热伴惊厥发作史，符合预检分级2级分诊标准。

65．男性，37岁，3天前受凉后咳嗽、咳少许黄痰，当地卫生院拟肺炎治疗后未见明显好转，今日病情加重，出现胸闷、气促、四肢湿冷、唇指发绀。生命体征：T 38.0℃，HR 120次/分，RR 20次/分，BP 80/60mmHg，SpO$_2$ 90%。

案例解析 分诊级别为2级,应尽快安排接诊。该患者肺炎、高热、低血压,有潜在病情变化危险。血压80/60mmHg,SpO₂ 90%,符合预检分级2级的单项客观指标。MEWS评分为5分,符合预检分级2级的综合指标。

66.男性,46岁,肝硬化病史十余年,今日中午突然呕血2次,量约500mL,伴心悸、头晕、巩膜黄染。生命体征:T 36.5℃,HR 118次/分,RR 19次/分,BP 88/50 mmHg,SpO₂ 97%。

案例解析 分诊级别为2级,应尽快安排接诊。该患者呕血,肝硬化病史,考虑肝硬化食管底静脉曲张破裂出血,有潜在病情变化危险。血压BP 88/50mmHg,符合预检分级2级的单项客观指标。MEWS评分为4分,符合预检分级2级的综合指标。

67.男性,52岁,3小时前不慎被电瓶车撞倒后入院。神志清,查体见右侧肩部及小腿处散在擦伤,无明显畸形,四肢肌力正常,局部肿胀伴少量渗血,主诉局部伤口疼痛,评分为3分,右肩部活动略受限。生命体征:T 37℃,HR 88次/分,RR 14次/分,BP 132/70mmHg,SpO₂ 97%。

案例解析 分诊级别为4级。患者为车祸伤,生命体征正常,有轻微疼痛症状,符合预检分级4级的标准。由于患者擦伤局部存在肿胀,且右肩部活动略受限,需进一步通过影像学检查排除骨折,故分诊级别为4级。

68.男性,32岁,主诉中午进食鲫鱼后,有咽部异物疼痛感,疼痛评分2分。生命体征:T 36.5℃,HR 68次/分,RR 12次/分,BP 122/70mmHg,SpO₂ 98%。

案例解析 分诊级别为4级。患者主诉为食管异物,生命体征正常,有轻微疼痛不适,符合预检分级4级的标准,可等候就诊。

69.男性,82岁,脑梗死病史5年,右侧肢体偏瘫,肌力3级。家属诉15分钟前进食清明团子后,突发呼吸困难,家属背着送达医院。患者入院时,神志模糊、惊恐状面容,口唇发绀。生命体征:T 36.2℃,HR 112次/分,RR 32次/分,BP 182/94mmHg,SpO₂ 82%。

案例解析 分诊级别为1级,需要紧急进行处理。患者既往有脑梗死病史,且年龄较大,吞咽功能下降,加之清明团子较为黏稠,不易吞咽,进食后突发呼吸困难,极可能为气管异物所致。患者存在气道部分梗阻的表现,符合预检分级1级的危急征象指标,需要立即给予异物清除,保证气道通畅。

70.女性,28岁,主诉熬夜后突发胸闷、心悸2小时入院。神志清,既往有阵发性室上性心动过速病史。生命体征:T 36.5℃,HR 182次/分,RR 12次/分,BP 112/74 mmHg,SpO₂ 98%。

案例解析 分诊级别为1级,需要紧急进行处理。根据患者既往病史,可能为阵发性室上性心动过速急性发作。患者心率快,符合预检分级1级单项客观指标,应立即明确心动过速类型并予以纠正。

71.男性,22岁,2h前因与家人争吵后,口服百草枯约20mL后入院。患者神志清,无明显不适主诉。生命体征:T 36.2℃,HR 82次/分,RR 13次/分,BP 110/72 mmHg,SpO_2 98%。

案例解析 分诊级别为1级,需要紧急进行处理。患者生命体征平稳,服用百草枯20mL,超过致死剂量15mL,需给予抢救生命的处置,符合预检分级1级危急征象指标,需立即给予洗胃、血液透析等中毒后的对症治疗,以减少和减缓毒物的吸收。

72.女性,45岁,因民事纠纷,于30min前口服大量夹竹桃叶熬制的液体。患者意识不清,呼之不应,皮温凉,颈动脉搏动可触及。生命体征:T 35.5℃,HR 42次/分,RR 8次/分,BP测不出,SpO_2测不出。

案例解析 分诊级别为1级,需要紧急进行处理。患者意识丧失,服用大量有毒夹竹桃液体,导致心脏抑制,血压无法测量,为循环衰竭表现,符合预检分级1级危急征象指标。患者呼吸频率慢,RR 8次/分,符合预检分级1级单项客观指标,应立即给予抢救生命的处置。

73.男性,27岁,建筑工人,因从10米高处坠落后钢筋贯穿右大腿入院。神志清,主诉右大腿疼痛明显,疼痛评分为6分,局部渗血已凝固。生命体征:T 36.7℃,HR 102次/分,RR 16次/分,BP 142/92mmHg,SpO_2 98%。

案例解析 分诊级别为3级,需要尽快处置。根据患者创伤机制,高处坠落大于3m,且为贯穿伤,符合高危创伤机制,符合预检分级3级指标。大腿有大动脉穿行,极易引起大出血,需尽快完善术前准备。

74.女性,42岁,既往体健,连续熬夜3d,突发意识不清,呕吐胃内容物2小时。入院时,舌根后坠,鼾声呼吸明显,瞳孔右侧3mm,左侧5mm,对光反应消失。生命体征:T 36.0℃,HR 62次/分,RR 16次/分,BP 192/102mmHg,SpO_2 96%。

案例解析 分诊级别为1级,需要紧急进行处理。患者双侧瞳孔不等大,对光反应消失,血压高,心率慢,结合病史,高度提示脑出血后脑疝可能。呼吸形态差,存在气道梗阻的风险。上述体征均符合预检分级1级危急征象指标。

75.男性,68岁,因突发口齿含糊伴右侧肢体麻木3小时入院,既往有房颤病史。生命体征:T 36.6℃,HR 72次/分,RR 14次/分,BP 182/92mmHg,SpO_2 97%。

案例解析 分诊级别为2级,应尽快安排接诊。根据患者主诉、症状以及既往病史,可能为脑梗死急性发作。患者发病时间,在脑梗死溶栓治疗时间窗内,应启动脑梗流程,尽快明确诊断后,给予相应治疗,符合预检分级2级高风险指标。

76.男性,54岁,3小时前骑电瓶车与轿车相撞,致头部外伤。患者神志清,主诉头颈部疼痛,有短暂昏迷史,头部伤口出血明显。生命体征:T 37.3℃,P 88次/分,BP 92/66mmHg,RR 16次/分,SpO₂ 98%。

案例解析 分诊级别为3级。患者头部外伤,且存在昏迷史,MEWS 2分,符合预检分级3级指标,需安置入抢救室,30min内尽快完善检查和治疗。

77.男性,55岁,因采摘山核桃从高处坠落入院。患者神志清,诉感后颈部疼痛,疼痛评分3分,胸骨角平面以下感觉活动消失,查体见下腹膀胱区隆起。生命体征:T37.0℃,P 56次/分,BP 101/58mmHg,RR 19次/分,SpO₂ 98%。

案例解析 分诊级别为2级,应尽快安排接诊。患者截瘫症状,胸骨角平面以下感觉活动消失,查体见下腹膀胱区隆起。呼吸频率略急促,心率慢,需警惕脊髓休克,符合预检分级2级高风险指标。预检护士需立即安置患者入复苏室补液、升压治疗。

78.女性,52岁,烦躁不安半小时入院。患者意识模糊,答非所问,既往有糖尿病、高血压病史,长期使用胰岛素维持控制血糖,未定期监测血糖,测血糖2.1mmol/L。生命体征:T 37.1℃,P 96次/分,BP 152/98mmHg,RR 19次/分,SpO₂ 98%。

案例解析 分诊级别为2级,应尽快安排接诊。患者意识状态改变,既往有糖尿病病史,结合血糖测量值,判断为低血糖,需在短时间内尽快纠正,符合预检分级2级高风险指标。

79.女性,55岁,因晨起后双眼框皮肤淤紫伴头晕半天入院,查体全身散在出血点。生命体征:T 37.2℃,P 86次/分,BP 132/88mmHg,RR 14次/分,SpO₂ 98%。

案例解析 分诊级别为3级。患者眼眶皮肤淤紫,提示皮下出血,全身散在出血点,提示该患者可能存在血小板减少。对于头晕主诉,应于30分钟内尽快完善检查。

80.男性,22岁,理发店员工,因收入问题与老板发生争执后,半小时前被同事发现自缢在店内,经120急救车紧急送入。查体:颈动脉搏动不可及,全身发绀,颈部勒痕明显。

案例解析 分诊级别为1级,需要紧急进行处理。患者自缢后心跳呼吸骤停,为预检分级1级危急征象,应立即安置于复苏室,给予心肺复苏。

81.女性,55岁,1小时前因家庭琐事和丈夫发生争吵后,突发胸闷、气短、双手肌紧张并呈"鸡爪状",双眼紧闭,呼之无应答,睫毛反射灵敏。生命体征:T 37.1℃,P 96次/分,BP 136/88mmHg,RR 20次/分,SpO₂ 98%。

案例解析 分诊级别为4级。患者生命体征稳定,MEWS 1分,符合预检分级4级单项客观指标。患者双手肌紧张呈"鸡爪状",双眼紧闭,睫毛反射灵敏,结合病史,疑为"癔症"发作,过度通气所致,可在普通诊疗区等候就诊,需进一步检查并给予相应心理疏导和处理。

82.男性,40岁,因车祸致左上腹疼痛2小时入院,疼痛评分为3分,神志清,查体腹软,伴有明显腹胀,压痛存在,反跳痛不明显。生命体征:T 37.2℃,P 96次/分,BP 100/68mmHg,RR 16次/分,SpO$_2$ 98%。

案例解析 分诊级别为3级,需安置于抢救室处置。患者因车祸致腹痛、腹胀,可能腹腔内脏器损伤,根据腹痛定位,且腹胀明显,可能为脾挫伤或脾出血。患者生命体征平稳,MEWS 2分,符合预检分级3级指标。

83.女性,22岁,近期因控制体重,清淡饮食1周,诉感乏力3小时,既往有低钾血症病史。患者步行入院,四肢肌力正常,当地医院血化验结果提示血钾2.8mmol/L。生命体征:T 36.8℃,P 76次/分,BP 101/62mmHg,RR 13次/分,SpO$_2$ 98%。

案例解析 分诊级别为3级,需安置于抢救室处置。患者主诉乏力,结合当地医院血化验结果提示低钾血症,且为危急值报告。患者生命体征正常,但仍需监护心律变化,并需给予补钾处理,符合预检分级3级指标。

84.男性,26岁,因尿色变深、呈茶色1天伴乏力、肌肉酸痛入院。患者于前一日健身房练习动感单车后感全身乏力、肌肉酸痛,晨起后发现尿色变深,未予关注,下班后发现尿色较晨起时加深呈深茶色,肌肉酸痛无明显缓解。生命体征:T 37.3℃,P 82次/分,BP 112/72mmHg,RR 13次/分,SpO$_2$ 98%。

案例解析 分诊级别为3级,需安置于抢救室处置。患者于剧烈运动后,出现乏力、肌肉酸痛,深茶色尿液等急性症状,提示肾功能受损,需高度警惕"横纹肌溶解征",需要大量补液治疗,并监测血清激酶和肾功能变化,符合预检分级3级指标。

85.男性,37岁,鼻出血约1小时入院。患者神志清,鼻部不间断持续渗血,当地卫生院予鼻腔填塞,仍可见血液流出,部分血液流入口腔,患者频繁吐出血性液体,无法正常交流对答。生命体征:T 37.1℃,P 112次/分,BP 100/58mmHg,RR 15次/分,SpO$_2$ 98%。

案例解析 分诊级别为1级,需要紧急进行处理。患者鼻出血,虽已做鼻腔填塞处理,出血持续存在,且影响患者正常交流,故气道存在阻塞的高危风险,符合预检分级1级危急征象指标,需紧急做好气道保护、气管插管后,根据出血部位和止血情况给予进一步处理。

86.女性,68岁,间歇性右上腹疼痛10年,疼痛向右肩部放射,近一周再发右上腹痛,伴畏寒、发热,右上腹可扪及肿大包块,张力高,局部压痛、反跳痛明显,腹肌紧张。生命体征:T 38.6℃,P 112次/分,BP 84/45mmHg,RR 18次/分,SpO$_2$ 98%。

案例解析 分诊级别为1级,需要紧急进行处理。患者畏寒,发热,血压低,MEWS 6分,符合预检分级1级指标。右上腹包块局部压痛,腹肌紧张,无黄疸,考虑急性胆囊炎,并发胆囊积脓,可能为脓毒性休克,符合预检分级1级危急征象指标。

87.男性,25岁,2小时前因车祸致方向盘撞击腹部入院。查体:板状腹、全腹压痛、反跳痛,生命体征:T 37.4℃,P 90次/分,BP 120/80mmHg,RR 24次/分,SpO₂ 98%。

案例解析　分诊级别为2级,应尽快安排接诊。患者车祸后上腹痛2小时,且生命体征稳定,无明显内脏出血表现。查体:板状腹、全腹压痛、反跳痛,高度怀疑消化道破裂穿孔,腔内的食物和气体进入腹腔所致。符合预检分级2级高风险指标。

88.男性,40岁,6小时前大量饮酒后出现持续性上腹疼痛,阵发性加重,向腰背部放射,弯腰抱膝位可减轻疼痛。查体:上腹有压痛,轻度肌紧张。生命体征:T 37.4℃,P 101次/分,BP 130/82mmHg,RR 18次/分,SpO₂ 98%。

案例解析　分诊级别为3级,需安置于抢救室处置。患者大量饮酒史,急性腹痛症状伴有肌紧张,且MEWS评分为4分,符合预检分级3级指标。

89.女性,38岁,因用煤炉取暖后,感头痛、头晕,伴乏力2小时,神志清,四肢肌力正常。生命体征:T 36.4℃,P 81次/分,BP 122/62mmHg,RR 14次/分,SpO₂ 98%。

案例解析　分诊级别为2级,应尽快安排接诊。根据患者病史,煤炉取暖后,感头痛、头晕,伴乏力,首先考虑一氧化碳中毒,患者生命体征正常,仍需进一步监护给氧治疗,符合预检分级2级高风险指标。

90.女性,58岁,诉感头晕、耳鸣1小时,视物有摇晃、旋转感,转头时加剧,平卧闭目时稍缓解。生命体征:T 36.6℃,P 91次/分,BP 136/69mmHg,RR 14次/分,SpO₂ 98%。

案例解析　分诊级别为4级。患者主诉发作性眩晕感,且呈突发旋转性,闭目静卧时缓解,生命体征正常,可在普通诊疗区等候就诊。

91.男性,42岁,因全身多处犬咬伤入院。颜面部及颈部创面较大,已用敷料包扎,持续渗血,神志清,诉感局部创面疼痛明显,疼痛评分5分。生命体征:T 37.3℃,P 113次/分,BP 106/69mmHg,RR 16次/分,SpO₂ 98%。

案例解析　分诊级别为1级,需要紧急进行处理。患者颜面部及颈部有较大创面,存在气道阻塞风险,P 113次/分,BP 106/69mmHg,提示休克征象,符合预检分级1级危急征象指标。

92.女性,53岁,因胸闷、气促半小时,由120急救车送入。既往有哮喘病史,意识模糊,不能讲话,胸腹反常呼吸,哮鸣音减弱。生命体征:T 37.9℃,P 113次/分,BP 156/89mmHg,RR 36次/分,SpO₂ 78%。

案例解析　分诊级别为1级,需要紧急进行处理。患者既往哮喘病史,胸闷气促,不能讲话,气道高反应,存在梗阻风险,同时伴意识模糊,符合预检分级1级危急征象,需给予紧急气管插管,保证气道通畅。患者RR 36次/分,SpO_2 78%,符合预检分级1级单项客观指标。

93.女性,55岁,因胸闷、心悸,伴头晕1d入院。患者神志清,诉晨间发病时,有一过性黑矇症状,休息后缓解,未予重视。生命体征:T 36.9℃,P 43次/分,BP 96/62mmHg,RR 13次/分,SpO_2 98%。

案例解析 分诊级别为2级,应尽快安排接诊。患者生命体征心率为43次/分,提示存在心动过缓,符合预检分级2级单项客观指标。同时,患者伴一过性昏迷史,疑为心源性因素所致,需尽快明确诊断,持续监护,给予相应急救处置。

94.女性,38岁,因胸闷、气促1周,于当地医院就诊。超声检查提示右侧中等量胸腔积液,为求进一步治疗转入。生命体征:T 37.5℃,P 83次/分,BP 100/62mmHg,RR 19次/分,SpO_2 93%。

案例解析 分诊级别为3级,需安置于抢救室处置。患者大量胸腔积液,导致RR 19次/分,SpO_2 93%,MEWS评分为2分,需进行胸腔穿刺治疗,以缓解症状并进一步明确病因,符合预检分级3级指标。

95.男性,87岁,因胸闷、气促3d伴加重1d入院。患者神志清,口唇发绀,既往COPD病史30多年。生命体征:T 37.3℃,P 113次/分,BP 162/92mmHg,RR 24次/分,SpO_2 85%。

案例解析 分诊级别为2级,应尽快安排接诊。患者既往COPD病史30余年,SpO_2 85%,符合2级单项指标,MEWS为4分,符合2级,需尽快给予氧气吸入等对症治疗,以缓解急性症状,需安置入复苏室。

96.男性,16岁,诉打篮球后感胸闷5h入院,平素体健,体型瘦高。生命体征:T 37.0℃,P 73次/分,BP 102/72mmHg,RR 12次/分,SpO_2 98%。

案例解析 分诊级别为4级。患者生命体征平稳、正常,MEWS评分为0分,有轻微胸闷不适,为运动后突发,且患者体型瘦高,需要进一步排除完善检查,排除自发性气胸,发病时间较长,且无明显加重,可在普通诊疗区等候就诊。

97.男性,23岁,发热伴牙龈肿胀、出血1周。既往体健。当地医院血化验:血红蛋白(Hb)89g/L,白细胞(WBC)2.1×10⁹/L,血小板(Plt)20×10⁹/L。生命体征:T 37.8℃,P 93次/分,BP 122/84mmHg,RR 14次/分,SpO_2 98%。

案例解析 分诊级别为3级,需安置于抢救室处置。患者当地医院血化验提示三系减少,且WBC 2.1×10⁹/L,Plt 20×10⁹/L为危急值,需要尽快处置,生命体征稳定,但存在出血风险,应安置于抢救室监护观察,并进一步完善骨髓穿刺等检查,明确诊断。

98.男性,37岁,搬重物后突感腰背痛,向右下肢放射,咳嗽时症状加重。查体:腰椎活动受限,腰椎局部压痛,疼痛评分为2分,右小腿下1/3无力,足跟和足外侧痛觉减退。生命体征:T 37.2℃,P 89次/分,BP 142/92mmHg,RR 14次/分,SpO₂ 98%。

案例解析　分诊级别为4级。患者因搬动重物后,突发腰背疼痛,疑为腰部损伤,结合查体结果腰椎活动受限伴足麻木感,可能为腰椎间盘突出,可在普通诊疗区等候就诊,完善检查,明确诊断。

99.女性,52岁,右下腹痛5天,疼痛加重伴发热1d,疼痛评分2分。查体:右下腹压痛,饱满,伴肌紧张。生命体征:T 38.2℃,P 94次/分,BP 132/92mmHg,R 12次/分,SpO₂ 98%。

案例解析　分诊级别为4级。根据患者病史,可能为阑尾炎急性发作,患者生命体征平稳,MEWS评分为0分,有轻微急性疼痛、发热症状,可在普通诊疗区等候就诊。

100.女性,28岁,产后7天,其新生儿因黄疸住院治疗,诉感左乳房胀痛,局部红肿,皮温高,乳汁无法正常吸出。生命体征:T 37.8℃,P 109次/分,BP 132/92mmHg,RR 14次/分,SpO₂ 98%。

案例解析　分诊级别为4级。患者产后7d,处于哺乳期,因其新生儿黄疸住院,无法亲喂母乳,存在局部乳房红肿热痛的急性症状,生命体征平稳,应给予急诊输液治疗,可于普通诊疗区等候就诊。

(二)儿科分诊案例举例与解析

1.患儿,男性,2岁,由家长送入院。家长主诉:"患儿发热2天,最高体温39.2℃,在送来院的路上突发抽搐,牙关紧闭,叫他没反应,眼睛还往上翻。"现患儿处于昏迷状态,持续抽搐,牙关紧闭,双眼上翻,双上肢肌张力高,患儿既往无抽搐史。生命体征:T 39.8℃,HR 152次/分,RR 38次/分,BP 108/55mmHg,SpO₂ 90%,CRT 2s。

案例解析　分诊级别为1级,需要立即采取干预措施。该患儿突发意识丧失,目前高热惊厥发作,属于1级危急征象指标,分诊护士需立即将该患儿安置在复苏单元,进行止痉、降温等相应的处置。

2.患儿,男性,10岁,由120急救车送入院。家长诉10分钟前患儿在家拍球时突然倒地,呼之不应,患儿既往有先心病(法洛氏四联症)。生命体征:T 35.2 ℃,HR 0次/分,RR 0次/分,BP 0mmHg ,SpO₂测不出,CRT 4s。

案例解析　分诊级别为1级,需要立即进行心肺复苏。该患儿入院时呼吸、心搏骤停,属于1级危急征象指标,由120医生持续胸外按压中,预检护士仍未触及大动脉搏动,应立即将患儿安置在复苏单元并进行心肺复苏抢救。

3.患儿,女性,3岁,外院120送入。家长诉患儿头部外伤后6h。外院CT示:脑出血。1小时前呕吐一次,30分钟前突发意识不清,抽搐一次。既往体健。查体:浅昏迷,压眶反应差,双侧瞳孔不等大,对光反应迟钝,T 37.8 ℃,HR 144次/分,RR 38次/分,BP 138/77mmHg,SpO₂ 92%。

案例解析 分诊级别为1级,需要立即采取干预措施。患儿头部外伤,脑出血,突发意识不清,有喷射性呕吐,双侧瞳孔不等大,应考虑脑疝发生,属于1级危急征象指标,需立即送入复苏单元并密切监测生命体征,遵医嘱进行脱水降颅压等对症治疗,并协助医生完善术前准备。

4.患儿,男性,5岁,于3d前无明显诱因下出现发热、鼻塞、流涕,声嘶,声音粗涩、低沉、沙哑逐渐加重,伴有犬吠样咳嗽,夜间加重。20分钟前患儿开始烦躁不安、鼻翼煽动、呼吸困难,伴有吞咽时咽部疼痛,无出冷汗。既往体健。查体:T 38.2 ℃,HR 149次/分,RR 40次/分,BP 138/77mmHg,SpO₂ 80%,CRT 5s,口唇及指趾发绀,肺部呼吸音降低,心音低钝。

案例解析 分诊级别为1级,患儿有上呼吸道感染症状,伴犬吠样咳嗽,呼吸困难,应考虑喉炎加重伴气道部分阻塞,CRT 5s,属于1级危急征象指标,RR 40次/分,SpO₂ 80%,符合1级单项指标,需立即送入复苏单元并密切监测生命体征,床旁备气管切开用物,并遵医嘱予雾化吸入、激素等对症治疗。

5.患儿,女性,7岁,由家长送入院。家长诉:患儿1小时前在校读书时突发心慌,心跳快,遂来急诊。既往有相似症状发作2次,未查明原因。生命体征:T 36.7℃,HR 188次/分,R 32次/分,BP 99/50mmHg,SpO₂ 94%。

案例解析 分诊级别为1级,患儿心率>180次/分(>120次/分,6~10岁)属于1级单项指标,需立即送入复苏单元严密监测生命体征,进行心电图识别,遵医嘱予抗心律失常治疗。

6.患儿,男性,4岁,由家长送入院。家长诉:患儿一年前出现咳喘,诊断为哮喘,近一年哮喘症状发作3次,3d前再次出现咳喘,较前明显严重,门诊予雾化吸入治疗,现夜间症状加重遂来院就诊,既往有哮喘病史。查体:患儿不能平卧,烦躁,端坐耸肩呼吸,鼻翼煽动,呼吸急促,听诊双肺满布哮鸣音,T 36.0℃,HR 142次/分,RR 50次/分,BP 132/78mmHg,SpO₂ 88%,CRT 2s。

案例解析 分诊级别为1级,患儿既往有哮喘史,目前咳喘症状再次发作,不能平卧,听诊哮鸣音明显,考虑重症哮喘发作,而 HR 142次/分,RR 50次/分,SpO₂ 88%,符合1级单项客观指标异常。预检护士应立即将患儿送入复苏单元,严密监测生命体征,遵医嘱予吸氧、激素雾化治疗等对症处理。

7.患儿,男性,12岁,由120急救车送入院。家长诉:患儿在1小时前误服有机磷农药(敌敌畏)约50mL后,腹痛难忍,口吐白沫,大小便失禁,抽搐伴呼之不应,既往体健。查体:神志浅昏迷,双侧瞳孔0.15cm,对光反应迟钝,T 35.8℃,HR 90次/分,RR 24次/分,BP 102/45mmHg,SpO$_2$ 89%。

案例解析 分诊级别为1级,患儿服用毒物后出现意识障碍,生命体征不平稳,属于急性中毒危及生命,为1级危急征象指标,预检护士应立即将患儿安置在复苏单元,遵医嘱进行中毒相关治疗。

8.患儿,女性,新生儿,由家长送入急诊。家长诉:患儿母亲在来院途中急产,意外将患儿生在车中,现仍未断脐。查体:口唇发绀,T 35.3℃,Apgar评分为7分。

案例解析 分诊级别为1级,患儿为急产患儿(未离断脐带),属于1级危急征象指标,预检护士应立即将患儿安置在复苏室并给予保温、清理呼吸道等对症处理,协助产科医生进行断脐处理。

9.患儿,女性,12岁。因恶寒、发热、咽痛2d,由其母陪同就医。诊断:急性扁桃体炎,予青霉素等治疗,皮试(-)。注射青霉素后,患儿刚走出医院约10分钟,顿觉心慌不适,面色苍白,冷汗如注,其母立即抱女返回医院。生命体征:T 37.5 ℃,HR 120次/分,RR 30次/分,BP 50/30mmHg,SpO$_2$ 91%。

案例解析 分诊级别为1级,患儿注射青霉素后,出现心慌,面色苍白,血压50/30mmHg,心率120次/分,出现过敏性休克征象,属于1级危急征象指标,需立即安置在复苏室并监测生命体征,予吸氧,按医嘱肌注盐酸肾上腺素等抗过敏性休克治疗。

10.患儿,男性,7月龄,由家长抱入院。家长诉:患儿发热4d,发烧反复不退,今晨起精神萎靡不振,食欲不佳,30分钟前测体温39.6 ℃,服用布洛芬混悬滴剂(美林)后呕吐一次,遂来急诊就诊。生命体征:T 41.3 ℃,HR 160次/分,RR 30次/分,BP 98/55mmHg,SpO$_2$ 93%,CRT 1s。

案例解析 分诊级别为1级,患儿高热,今体温>41℃,且精神萎靡不振,属于1级危急征象指标,预检护士应立即将患儿安置在复苏单元并严密监测生命体征,并遵医嘱进行降温、补液等对症治疗。

11.患儿,男性,5岁,步行入院。家长诉:患者咳嗽1天,伴低热,最高体温37.6℃。既往有哮喘病史,14d内无新冠肺炎患者接触史,无外出史。生命体征:T 37.2℃,HR 110次/分,RR 28次/分,BP 102/55mmHg,SpO$_2$ 91%。

案例解析 分诊级别为2级。患者呼吸28次/分,SpO$_2$ 91%,符合单向客观指标中的2级患者,RR 28~32次/分(年龄3~6岁),SpO$_2$ 90%~92%。需送入抢救室B区,根据医嘱给予氧气雾化等对症处理。

12.患儿,女性,9月龄,家长抱入院。家长诉:2天前出现呕吐,呕吐物为胃内容物6~7次/天,第二天呕吐止,出现腹泻,大便每天10多次,黄色水样便、量多。查体:T 37℃,P 150次/分,RR 46次/分,BP 83/45mmHg,SpO₂ 96%,精神萎靡,哭声偏弱。

案例解析 分诊级别为2级。患儿有呕吐腹泻,考虑脱水,水电解质紊乱。现精神萎靡,符合高风险指标:精神状态表现为反应低下或易激惹。需送入抢救室B区并监测生命体征,根据医嘱完善相关检查,对症补液支持治疗。

13.患儿,女性,8个月,家长抱入院。家长诉:发热2d,最高体温40℃,自服退烧药后体温下降。半小时前突发抽搐1次,持续约3min,既往体健。入院时查体:嗜睡状态,T 39℃,P 134次/分,RR 40次/分,BP 90/45mmHg,SpO₂ 94%。

案例解析 分诊级别为2级。患儿有高热伴抽搐症状,符合高风险指标:高热伴惊厥发作史。需送入抢救室B区并密切监测生命体征,及时采取降温处理,遵医嘱使用镇静药物以防再发抽搐。

14.患儿,男性,4岁,步行入院。家长诉:半小时前患儿误服家中防虫剂(樟脑丸),量不详。于家中呕吐一次,现感恶心、腹痛,疼痛评分FLACC为3分,生命体征:T 37℃,P 126次/分,RR 28次/分,BP 85/46mmHg,SpO₂ 99%。

案例解析 分诊级别为2级。患儿误服防虫剂,现心率为126次/分,符合高风险指标:急性中毒,但不符合1级标准。单项指标:心率为125~140次/分(年龄3~6岁)。需送入抢救室B区密切监护,根据医嘱对症催吐或洗胃等治疗。

15.患儿,男性,6天龄,家长抱入。患儿出生后3d发现皮肤黄染,予口服药物使用后效果不佳。查体:神志清,反应可,饮奶可,无呕吐,全身皮肤中度黄染。生命体征:T 37.1℃,P 180次/分,RR 60次/分,BP 82/44mmHg,SpO₂ 96%。

案例解析 分诊级别为2级。患儿新生儿,优先处理,避免病情进一步进展。需通知儿科医生进一步评估,监测经皮胆红素,完善肝功能检查。

16.患儿,女性,7岁,步行入院。家长诉:1h前进食海鲜后患儿出现全身多处发红,伴瘙痒,无恶心、呕吐,无腹泻。既往为过敏体质。生命体征:T 36.7℃,P 128次/分,RR 22次/分,BP 94/62mmHg,SpO₂ 98%。

案例解析 分诊级别为2级。患儿有明确食物过敏来源,出现大片皮疹,符合高风险指标过敏反应表现。同时单项指标:心率为105~120次/分(年龄6~10岁)。需通知皮肤科医生予以对症处理。

17.患儿,女性,8岁,步行入院。自诉感胸闷不适伴叹气表现,1周前有咳嗽,服药后好转,既往体健。生命体征:T 37.2℃,P 106次/分,RR 20次/分,BP 104/54mmHg,SpO₂ 96%。

案例解析　分诊级别为2级。患儿自诉胸闷,结合1周内有咳嗽症状,需考虑是否为病毒性心肌炎。符合高风险指标:胸闷、胸痛、心悸(疑似心肌炎)。需送入抢救室B区并密切监护,根据医嘱完善心电图、心肌酶等检查以明确诊断。

18.患儿,男性,9岁,步行入院。诉感口渴、多饮、多尿1周,近3天来症状加重伴体重下降,既往体健。生命体征:T 37.1℃,P 110次/分,RR 22次/分,BP 88/54mmHg,SpO$_2$ 96%,手指血糖24.6mmol/L。

案例解析　分诊级别为2级。患儿有糖尿病相关临床表现,来院后测随机血糖高,需考虑是否为糖尿病酮症酸中毒。符合高风险指标:糖尿病酮症酸中毒表现。需送入抢救室B区并密切监护,遵医嘱给予降糖补液治疗,完善相关检查。

19.患儿,男性,7岁,步行入院。家属诉:患儿出现浮肿3天,尿色呈茶色,咋起出现呕吐3次,头痛烦躁,并有复视现象。生命体征:T 37.2℃,P 102次/分,RR 23次/分,BP 132/98mmHg。

案例解析　分诊级别为2级。患儿血压132/98mmHg,符合单向客观指标:收缩压＞130mmHg(年龄＞5岁)。根据患儿症状,考虑出现肾炎和高血压脑病,需将患儿送入抢救室B区,嘱其卧床休息,遵医嘱给予利尿、降压等对症治疗。

20.患儿,男性,4月龄,家长抱入。家长诉:患儿出现阵发性哭闹1天,伴呕吐3次(为胃内容物),解血便4次。查神志清,精神偏软,面色苍白,腹软有压痛,左下腹部触及包块。生命体征:T 36.8℃,P 168次/分,RR 46次/分,BP 80/42mmHg。疼痛评分FLACC为5分。

案例解析　分诊级别为2级。患儿哭闹伴血便,腹部有包块需考虑肠套叠可能,符合高风险指标:腹痛(疑似绞窄性肠梗阻、嵌顿疝、肠套叠、消化道穿孔、泌尿道结石等)。需将患儿送入抢救室B区,根据医嘱采取非手术或手术治疗。

21.患儿,女性,6岁,步行至急诊预检台。主诉:腹痛半天,早晨起床后感觉腹痛,未重视,现在加重,无恶心、呕吐。患者既往体健,无已知药物过敏。生命体征:T 36.7℃,HR 102次/分,RR 23次/分,BP 92/60mmHg,SpO$_2$ 98%,CRT 1s。疼痛评分FLACC为3分。

案例解析　分诊级别为3级,疼痛评分为3分。患儿目前仍持续有腹痛且较前加重,属于急性症状,需要急诊医生为其进行检查,并进行用药以缓解和改善患者目前情况。

22.患儿,女性,7岁,和家长步行至急诊室预检台。家长主诉:傍晚时开始咳嗽,伴有喉咙痛,自觉有点喘。患儿既往体健,无已知药物过敏。生命体征:T 36.9℃,HR 90次/分,RR 21次/分,BP 100/65mmHg,SpO$_2$ 95%,CRT 1s。查体:三凹症不明显。

案例解析 分诊级别为3级。患儿突发咳嗽,自觉有些喘,属于急性症状,需要急诊医生为其检查,给予相关治疗以缓解和改善患儿目前情况。

23.患儿,男性,7岁,步行至急诊预检台。主诉:右手食指被门夹伤,肿胀明显。患者既往体健,无已知药物过敏。生命体征:T 37.2℃,HR 90次/分,RR 22次/分,BP 101/60mmHg,SpO₂ 98%,疼痛评分FLACC为4分。

案例解析 分诊级别为3级,疼痛评分为4分。患儿目前手指外伤属于急性症状,需要急诊医生为其检查,并进行用药及治疗以缓解和改善患者目前情况。

24.患儿,男性,2岁,由家长抱至急诊预检台。家长主诉:晚饭后腹泻2次,无恶心呕吐,伴腹痛。患儿既往体健,无已知药物过敏。生命体征:T 37.5℃,HR 122次/分,RR 26次/分,BP 100/50mmHg,SpO₂ 96%,CRT 1s。疼痛评分FLACC为4分。

案例解析 分诊级别为3级。患儿目前腹痛伴腹泻且有低热,属于急性症状,需要急诊医生为其检查,并用药以缓解和改善患者腹痛情况。

25.患儿,男性,11岁,步行至急诊预检台。家长主诉:突然头晕伴恶心呕吐1次,精神较差但反应仍较好,无视物旋转。患儿既往体健,无已知药物过敏。生命体征:T 37.3℃,HR 116次/分,RR 20次/分,BP 110/76mmHg,SpO₂ 99%,CRT 1s。疼痛评分为0分。

案例解析 分诊级别为3级。患儿突发头晕伴呕吐且有精神状态改变,属于急性症状,PNEWS为2分,需要急诊医生为其检查,并用药以缓解患者头晕情况。

26.患儿,男性,8岁,步行至急诊预检台。家长主诉:玩耍时不慎撞在门框上,眼角肿胀,上眼睑有一小伤口伴渗血,看东西模糊。患儿既往体健,无已知药物过敏史。生命体征:T 37℃,HR 96次/分,RR 0次/分,BP 105/68mmHg,SpO₂ 99%,CRT 1s。疼痛评分为5分。

案例解析 分诊级别为3级,疼痛评分为5分。患儿目前眼睑有伤口伴出血,眼角肿胀伴有结膜充血,视物模糊,属于急性症状,需要急诊医生为其检查,并根据检查结果进行清创缝合或手术治疗以改善患者目前情况。

27.患儿,女性,10岁,步行至急诊室预检台。主诉:突然感觉心跳很快,患儿既往体健,无已知药物过敏。生命体征:T 36.8℃,HR 103次/分,RR 20次/分,BP 100/65mmHg,SpO₂ 97%,CR 1s,疼痛评分为0分。

案例解析 分诊级别为3级。患儿目前心率增快,属于急性症状,需要急诊医生为其进行心电图及其他检查,根据结果进行用药或治疗以缓解和改善患者目前情况。

28.患儿,女性,10岁,步行至急诊室预检台。主诉:饭后出现全身皮疹伴瘙痒,无呼吸困难,无咽喉异物感,患者既往有海鲜过敏史。生命体征:T 37℃,HR 103

次/分,RR 20次/分,BP 129/90mmHg,SpO₂ 98%,CRT 1s。

案例解析 分诊级别为2级。患者目前全身皮疹伴瘙痒急性发作,心率偏快,属于急性症状,需要急诊医生为其检查,并进行用药以缓解和改善患者目前情况。

29.患儿,男性,5岁,一手用毛巾捂住鼻子,步行至急诊室预检台。家长主诉:"约10分钟前,突然流鼻血,不能止住,今早起床时也有流过一次。"患儿既往有慢性鼻炎病史,无已知药物过敏。生命体征:T 36.6℃,HR 90次/分,RR 20次/分,BP 100/62mmHg,SpO₂ 99%,CRT 1s。疼痛评分为0分。

案例解析 分诊级别为3级。患儿目前鼻出血,不能止住,属于急性症状,需要急诊医生为其检查、止血,并用药以缓解和改善患者目前情况。

30.患儿,女性,8岁,步行至急诊预检台。家属主诉:"早晨起床后出现咳嗽,伴有咽喉疼痛",患者既往体健,无已知药物过敏。生命体征:T 37.6℃,HR 103次/分,RR 22次/分,BP 96/62mmHg,SpO₂ 98%,CRT 1s,疼痛评分为2分。

案例解析 分诊级别为3级。患儿目前体温升高伴有咳嗽咳痰,属于急性症状,需要急诊医生为其检查并用药,以缓解和改善患者目前症状。

31.患儿,女性,7岁,步行到急诊预检大厅。患儿家长主诉:今日在学校上体育课不慎摔一跤,右手臂不舒服。既往体健,无药物过敏史。查看患儿四肢活动正常,右手臂皮肤少许擦伤。生命体征:T 36.5℃,HR 79次/分,RR 18次/分,BP 94/68mmHg,SpO₂ 98%。疼痛评分为1分。

案例解析 分诊级别为4级,疼痛评分为1分。患儿生命体征平稳,表皮有小的擦伤,需要外科医生处理,属于轻症。

32.患儿,女性,7岁。患儿家长主诉:3天前有上呼吸道感染,发热,经治疗已好转,体温正常超过48小时,需要复诊,开复学证明。生命体征:T 36.8℃。新型冠状病毒核酸检测阴性,健康码为绿码。

案例解析 分诊级别为4级。现患儿体温正常,无明显不适主诉。需要耐心等待急诊儿科医生就诊及开复学证明。

33.患儿,男性,8岁,由家长带入急诊预检大厅。家长主诉:体温正常,患者1周前在门诊看过医生,吃药后好转,但是仍少许咳嗽,想复查一下,配置小儿愈咳灵。既往体健,无药物过敏。生命体征:T 36.3℃,HR 78次/分,RR 18次/分,BP 96/70mmHg,SpO₂ 98%。

案例解析 分诊级别为4级。夜间配小儿愈咳灵药物,复诊。分诊护士联系急诊儿科医生以为患者配药物。患者需要在候诊室耐心等待就诊。

34.患儿,男性,2岁,患儿家长抱入急诊预检台。家长主诉:"患儿3天大便未解。"既往体健,无药物过敏。追问家长,患儿大便2~3天一次,但排便无困难。查看患儿腹软,无明显哭闹情况,精神状态好。生命体征:T 36.5℃,HR 100次/分,RR 25次/分。

案例解析 分诊级别为3级,患儿属于非急症患者。

35.患儿,男性,10月龄,患儿家长抱入急诊预检大厅。家长诉:"患儿4d前发热,后体温突然降至正常,退热后1d出现斑丘疹,儿科医生考虑病毒疹,精神可,无哭闹。"生命体征:T 36.5℃,HR 120次/分,RR 30次/分。

案例解析 分诊级别为4级。患者生命体征平稳,病情稳定,处于恢复期。患儿属于轻症患者。

(三)妇产分诊案例举例与解析

1.女性,29岁,孕1产0孕37⁺⁶周,右骶前位(right sacro-anterior,RSA),因"阴道流液12h,自诉阴道有东西脱出"来院急诊。

案例解析 分诊级别为1级,需要立即采取挽救生命(胎儿)的措施。该患者臀位伴阴道流液,自诉阴道有异物脱出,脐带脱垂可能性极大,属于1级危急征象指标,需立即平车护送到诊室,即行阴道检查。如为脐带脱垂,负责阴道检查的护士应上推胎先露,不能放手,呼叫其他医护人员参与急救,最好在10min内、不超过30min完成紧急剖宫产手术。

2.女性,28岁,孕1产0孕38⁺²周,因自觉胎动减少1周,行胎心监护检查,示胎心监护(nonstress test,NST)(-),胎心160～180次/分,频繁减速,门诊速将其转来急诊。

案例解析 分诊级别为1级,需要立即采取挽救生命(胎儿)的措施。该患者胎心监护Ⅲ类图像,属于1级危急征象指标,需立即完成相关检查处置,随时准备行紧急剖宫产手术。

3.女性,37岁,孕2产1孕32⁺⁵周,妊娠合并子宫瘢痕,因"剧烈咳嗽后持续性下腹痛1小时"来院急诊。患者呈痛苦面貌,诉下腹剧痛,拒按,未触及子宫收缩,无阴道流血流液。疼痛评分为7/10分。生命体征:T 36.5℃,HR 96次/分,RR 21次/分,BP 76/40mmHg,SpO₂ 99%。

案例解析 分诊级别为1级,需要立即采取挽救生命的措施。该妊娠期妇女下腹剧痛,属于1级危急征象指标。妊娠合并子宫瘢痕,BP 76/40mmHg,有低血容量性休克表现,需立即送抢救室开通静脉通路,听诊胎心,急诊超声检查以排除子宫破裂、胎盘早剥等危重症。

4.女性,25岁,患者因"胚胎移植后半月余,胸闷气促2天"由当地医院转入。患者诉胸闷气急、腹胀、下腹隐痛,疼痛评分为2分。生命体征:T 36.7℃,HR 130次/

分,RR 45次/分,BP 142/103mmHg,SpO$_2$ 79%。

案例解析 分诊级别为1级,需要立即采取挽救生命的措施。该患者RR 45次/分,SpO$_2$ 79%,HR 130次/分,MEWS评分为6分,属于单项指标、综合指标1级。患者面色苍白,点头样呼吸,无法说完整的一句话,典型急性心力衰竭、肺水肿表现,须立即安置于抢救室抢救,予半卧位,面罩上氧,建立静脉通道,床边超声检查以了解有无卵巢过度刺激综合征以及胚胎存活情况,排除宫外孕,并进行相应的处理。

5.女性,37岁,孕6产1孕33$^+$周,因"血压增高20多天,恶心、呕吐3天"急诊就诊,患者诉乏力、胃纳差,查体全身皮肤及巩膜黄染,下肢水肿(+++),无头痛、视物模糊等症状。询问既往史,曾行胆囊切除术。生命体征:T 37.1℃,HR 97次/分,RR 21次/分,BP 221/131mmHg,SpO$_2$ 95%。

案例解析 分诊级别为1级,需要立即采取挽救生命的措施。该患者BP 221/131mmHg,属于1级单项指标。患者系子痫前期重度患者,出现黄疸及消化道症状,妊娠期急性脂肪肝不能排除,需立即安置于抢救室,给予心电监护,给氧,进行解痉、降压等治疗,完成相关检查后给予相应处理。

6.女性,38岁,孕5产1孕29$^+$周,当地医院诊疗期间抽搐一次,予安定针10mg静推、硫酸镁解痉、盐酸乌拉地尔注射液(亚宁定)降压治疗后转来本院。患者处嗜睡状态,呼之能醒。生命体征:T 37.2℃,HR 135次/分,RR 24次/分,BP 173/119mmHg,SpO$_2$ 95%。

案例解析 分诊级别为1级,需要立即采取挽救生命的措施。该妊娠期妇女抽搐属于1级危急征象指标,HR 135次/分为1级单项指标。需立即将患者安置在复苏单元避光处置,给予心电监护、专人照护,床边备开口器、压舌板,建立静脉通道,保持气道通畅,完成解痉、降压、镇静治疗,防止抽搐再次发生。

7.女性,36岁,孕2产1孕39周,因"阵发性下腹痛4小时伴见红"急诊就诊。患者阵痛剧烈,宫缩频繁(每2分钟一次),疼痛评分8分,有便意感,频繁使用腹压。

案例解析 分诊级别为1级,需要立即接诊。该患者即将分娩,属于1级危急征象指标,需立即行产科检查及接生准备。

8.女性,28岁,孕2产0孕34周,因"半小时前急刹车后从座椅上跌落,下腹疼痛伴少量阴道流血"就诊。患者痛苦面容,疼痛评分为7分,可触及宫缩。生命体征:T 37℃,HR 108次/分,RR 17次/分,BP 106/53mmHg,SpO$_2$ 97%。

案例解析 分诊级别为1级,妊娠期妇女下腹剧烈疼痛,疼痛评分为7分,属于1级危急征象指标及单项指标。患者腹部受到外力撞击,下腹疼痛剧烈,胎盘早剥及早产不能排除,须立即行产科及超声检查,必要时启动紧急剖宫产手术。

9.女性,31岁,患者停经57d,因"阴道出血10d,下腹坠痛12h,晕厥1次"急诊。患者诉下腹疼痛明显,疼痛评分为5分,阴道流血量少于月经量。生命体征:T 37.1℃,HR 102次/分,RR 20次/分,BP 87/50mmHg,SpO₂ 99%。

案例解析 分诊级别为1级,需立即接诊。该患者疼痛评分为5分,BP 87/50mmHg,属2级单项指标,发生晕厥1次,级别上调至1级。患者有停经、腹痛、阴道流血等宫外孕表现,宫外孕破裂、低血容量性休克不能排除。应安置抢救室,应予吸氧、开通静脉通路、采集急诊血、尿标本,进行急诊超声检查,根据检查结果进一步处理。

10.女性,40岁,孕3产1孕34周,因"自觉胎动消失1天"急诊,未触及宫缩,无腹痛及阴道流血流液。生命体征:T 37℃,HR 92次/分,RR 19次/分,BP 118/65mmHg,SpO₂ 99%。

案例解析 分诊级别为1级,患者自觉胎动消失,属于1级危急征象指标。应立即听诊胎心,如胎心持续减慢,频率<100次/分,则立即完善相关检查,在确诊胎儿窘迫后,启动DDI。

11.女性,29岁,孕2产1孕33周,因"持续性腹痛2h,反复出血1个月"来院急诊。患者呈痛苦貌,诉腹痛,可触及子宫收缩,收缩强度不强,疼痛评分为6分。生命体征:T 36.5℃,HR 89次/分,RR 18次/分,BP 130/90mmHg,SpO₂ 99%。

案例解析 分诊级别为2级,10min内应诊。该患者腹痛较剧烈,疼痛评分为6分,属于2级单项指标。询问病史,因"胎盘部分滞留"曾行"腹腔镜+宫腔镜下赘生物电切割术",为瘢痕子宫,子宫破裂、胎盘早剥、早产不能排除,需尽快送诊室行产科及超声检查以排除以上情况。

12.女性,28岁。患者停经50d,因"同房后下腹痛伴腹泻"来院急诊。患者呈痛苦貌,诉腹痛明显,伴少量阴道流血,疼痛评分为5分,面色苍白,皮肤湿冷。生命体征:T 37.1℃,HR 97次/分,RR 22次/分,BP 87/57mmHg,SpO₂ 96%。

案例解析 分诊级别为2级,10min内应诊。该患者疼痛评分为5分,属于单项指标2级。有停经史及低血容量表现,宫外孕破裂、失血性休克待排,应安置于抢救室,予吸氧、开通静脉通路,立即行血、尿妊娠试验及超声检查,如确诊则行急诊手术。

13.女性,27岁,孕1产0孕36周,双胎,因"血压升高20⁺天,一胎胎死宫内"急诊就诊。体检患者下肢水肿明显,无头痛、视物模糊等自觉症状。生命体征:T 36.8℃,HR 88次/分,RR 18次/分,BP 180/122mmHg,SpO₂ 99%。

案例解析 分诊级别为2级,10min内应诊。该患者BP 180/122mmHg,属于2级单项客观指标。一胎胎死宫内,属子痫前期重度患者,分诊护士应将患者安置在抢救室,予心电监护、吸氧、建立静脉通路,进行相关检查以了解胎儿宫内情况,及时行解痉降压治疗,防止子痫、胎盘早剥、胎儿窘迫等并发症。

14.女性,30岁,孕1产0孕35$^+$周,胎位左肩前(LScA),因"阵发性下腹痛伴阴道流液1h"急诊。自诉:感下腹痛。疼痛评分为4分,触及子宫收缩,5～8分钟一次,持续20s,有阴道流液,量多。生命体征:T 37.2℃,HR 86次/分,RR 18次/分,BP 140/93 mmHg,SpO$_2$ 97%。

案例解析 分诊级别为2级,10分钟内应诊。该患者胎位异常(臀位、横位)伴大量阴道流液,属于2级危急征象指标,需及时用平车护送至诊室,行阴道检查,了解产程进展,评估有无脐带及胎儿肢体脱出等紧急情况,听诊胎心,评估胎儿宫内情况,如发现有脐带或胎儿肢体脱出,需及时处理,如脐带脱垂则立即行DDI。

15.女性,37岁,孕2产1孕32$^+$周,妊娠合并瘢痕子宫,因"持续性下腹痛伴大量阴道出血半小时"来急诊就诊。患者诉腹痛,疼痛评分为4分,阴道流血量多于月经量,查体腹部张力高。生命体征:T 37℃,HR 98次/分,RR 22次/分,BP 138/88mmHg,SpO$_2$ 98%。

案例解析 分诊级别为2级,10分钟内应诊。该患者疼痛评分为4分,阴道流血量多于月经量,属于2级单项指标。患者瘢痕子宫,腹部张力高,胎盘早剥、子宫破裂不能排除,需护送至抢救室,及时听诊胎心,建立静脉通道,完成实验室及超声等相关检查,以决定进一步处理方案。

16.女性,35岁,孕3产1孕35$^+$周,妊娠合并瘢痕子宫,因"阵发性下腹痛1小时"急诊就诊。患者诉腹痛,20s/5～6min,疼痛评分为3分,无阴道流血流液,产检记录提示"凶险性前置胎盘"。生命体征:T 36.8℃,HR 88次/分,RR 20次/分,BP 130/80mmHg,SpO$_2$ 97%。

案例解析 分诊级别为2级,10分钟内应诊。该患者为凶险性前置胎盘,出现规律宫缩,属于2级危急征象指标。需及时建立静脉通路,完成术前相关检查及术前准备,随时准备急诊剖宫产。

17.女性,26岁,孕1产0孕38$^+$周,由120急救车送入,120医生交班:"20分钟前被电动车撞击,腹部被碰撞并倒地,途中生命体征及胎心正常"。患者诉有持续性腹痛,伴腰酸。疼痛评分为3分,无阴道流血流液,可触及子宫收缩。生命体征:T 37.1℃,HR 92次/分,RR 20次/分,BP 120/75mmHg,SpO$_2$ 99%。

案例解析 分诊级别为2级,10分钟内应诊。该患者为腹部受外力撞击后有持续性腹痛主诉,并可触及宫缩,属于2级危急征象指标。应及时行超声、胎心监护等检查,排除胎盘早剥等并发症。

18.女性,31岁,孕3产1孕39周,因"阴道流血15分钟"就诊。患者诉阴道流血色偏鲜红,量少于月经量,无腹痛,孕36周超声检查发现前置血管。生命体征:T 36.8℃,HR 80次/分,RR 18次/分,BP 110/70mmHg,SpO$_2$ 100%。

案例解析 分诊级别为2级,10分钟内应诊。前置血管妊娠期妇女出现无痛性阴道流血,属于2级危急征象指标。应及时行相关检查,确诊前置血管破裂应行紧急剖宫产手术。

19.女性,32岁,孕1产0孕35周,双胎,因"阴道流液1小时"急诊。患者诉阴道流液量较多,无腹痛及阴道流血。生命体征:T 36.5℃,HR 84次/分,RR 19次/分,BP 130/69mmHg,SpO$_2$ 99%。

案例解析 分诊级别为2级,10分钟内应诊。患者双胎伴大量阴道流液(疑胎膜早破),为2级危急征象指标。须及时用平车安置,抬高臀部、防止脐带脱垂,行产科检查以了解胎儿宫内情况,排除脐带脱垂。

20.女性,30岁,孕9产2孕33^{+6}周,诉20分钟前在家分娩,用未消毒剪刀自断脐带,家人护送至急诊。新生儿随母来院,面色青紫,产妇胎盘未娩,疼痛评分为2分。生命体征:T 36.7℃,HR 104次/分,RR 19次/分,BP 100/64mmHg,SpO$_2$ 99%。

案例解析 分诊级别为2级,10分钟内应诊。该产妇院外分娩(未经处理)为2级危急征象指标。须尽快将产妇及新生儿安置于抢救室,进行新生儿复苏抢救,同时呼叫新生儿医生;对产妇进行相应检查,完成第三产程处理,预防产后出血及感染等并发症。

21.女性,37岁,孕4产1孕30$^+$周,患者因"重度子痫前期,血压升高1周"由当地医院120急救车送入。患者诉2d前出现胸闷气急,不能平卧,活动时明显,偶有咳粉红色泡沫样痰,量少。查体下肢水肿(++),腹部张力不高,无阴道流血流液。生命体征:T 36.6℃,HR 108次/分,RR 24次/分,BP 177/116mmHg,SpO$_2$ 96%。

案例解析 分诊级别为2级,应迅速急诊处理,10分钟内应诊。患者BP为177/116mmHg,MEWS评分为3分,属于2级单项指标及综合指标,RR为24次/分、胸闷气急、咳粉红色泡沫样痰,急性心力衰竭不能排除,分诊护士应将该患者安置在抢救室、半卧位、给氧,及时采取降压利尿等治疗,进行相关检查了解心肺及重要脏器功能和胎儿宫内情况,并进行相应处理。

22.女性,26岁,孕4产1孕34周,因"阴道流液1天"由120急救车转入。宫缩未及,当地医院超声检查提示足先露,自诉阴道流液较多。生命体征:T 36.7℃,HR 95次/分,RR 19次/分,BP 106/68mmHg,SpO$_2$ 99%。

案例解析 分诊级别为2级,10min内应诊。足先露、阴道流液属于2级危急征象指标,需将产妇安置于平车、臀高位,及时行产科检查以了解胎儿宫内情况,评估有无胎儿肢体、脐带脱出等紧急情况,及时干预处理。

23.女性,31岁,孕1产0孕30$^+$周,LSA,当地医院诊断1型糖尿病,因"恶心、呕吐、胸闷气急3天"急诊。患者精神软弱,诉口渴、乏力、气促,全身湿冷,无腹痛及阴道流血、流液。生命体征:T 36.8℃, HR 118次/分,RR 28次/分,BP 161/102 mmHg, SpO$_2$ 99%。

案例解析 分诊级别为2级,10分钟内应诊。该患者为1型糖尿病,有恶心、呕吐、口干、呼吸深快等糖尿病酮症酸中毒表现,属于2级危急征象指标。需及时送抢救室进行吸氧、心电监护、监测血糖及酮体,了解胎儿宫内情况,进行相应急救处理。

24.女性,25岁,孕1产0孕40周,头位,因"阵发性下腹痛2.5小时伴胎动频繁"急诊。自诉腹痛每5~6分钟一次。持续20s,触及宫缩,疼痛评分为4分。生命体征:T 36.9℃,HR 113次/分,RR 18次/分,BP 128/83mmHg,SpO$_2$ 99%。

案例解析 分诊级别为2级,10分钟内应诊。该患者疼痛评分为4分,HR为113次/分,属于2级单项指标,胎动频繁,应进行产科检查,评估胎儿宫内情况及产程进展,并进行相应处理。

25.女性,36岁,孕5产3孕36^{+3}周,经产妇。主诉:"4小时前出现阴道出血,量多于月经量,感持续性下腹隐痛"。体检未触及明显宫缩,子宫张力稍高,疼痛评分为3分,听诊胎心136次/分。生命体征:T 36.8℃,HR 75次/分,RR 18次/分,BP 136/80mmHg,SpO$_2$ 99%。

案例解析 分诊级别为2级,10分钟内应诊。阴道出血量多于月经量,属于2级危急征象指标。体检腹部张力高、阴道流血伴持续性腹痛,胎盘早剥不能排除,须安置于抢救室,开通静脉通路,采集血标本,进行B超检查,持续胎心监护,如确诊胎盘早剥则行紧急剖宫产手术。

26.女性,30岁,孕2产1孕29周,因"阴道流液1小时,下腹部阵发性疼痛半小时"由120急救车送急诊。触及宫缩,3~5分钟一次,持续20s,无明显阴道流血,疼痛评分为5分。生命体征:T 36.9℃,HR 88次/分,RR 19次/分,BP 128/68mmHg,SpO$_2$ 98%。

案例解析 分诊级别为2级,10分钟内应诊。患者孕29周、伴大量阴道流液(疑胎膜早破),为2级危急征象指标,疼痛评分为5分,属于2级单项指标。须及时用平车安置,抬高臀部,行阴道检查以评估宫口扩张情况及有无脐带脱垂,并行保胎治疗。

27.女性,28岁,孕1产0孕39周,头位,因"阴道流液25分钟"就诊,宫缩未触及,诉阴道流液较多。生命体征:T 36.7℃,HR 73次/分,RR 18次/分,BP 118/79mmHg,SpO$_2$ 99%。

案例解析 分诊级别为3级,30分钟内响应。患者孕39周,头位,阴道流液,属于3级指标。须先让患者平卧、抬高臀部,再行产科检查与阴道检查,并做相应处理。

28.女性,35岁,孕1产0孕37周,头位,因"阴道少量流血1小时"就诊,宫缩未及,自诉胎动如常。生命体征:T 37.1℃,HR 80次/分,R 18次/分,BP 110/63mmHg,SpO$_2$ 99%。

案例解析 分诊级别为3级,30分钟内应诊。患者少量阴道流血,属于3级指标。应诊后予产科检查,了解产程进展及胎儿情况。

29.女性,31岁,孕2产0孕36周,头位,因"下腹部阵发性疼痛1小时"由120急救车送急诊。患者诉下腹疼痛5~8分钟一次。疼痛评分为3分,可触及宫缩,无阴道流血。产检记录提示为中央性前置胎盘。生命体征:T 37.1℃,HR 86次/分,RR 19次/分,BP 120/75mmHg,SpO$_2$ 100%。

案例解析 分诊级别为3级,30分钟内应诊。患者中央性前置胎盘伴规律宫缩,属于3级指标。应诊后予相关检查,必要时行剖宫产术前准备。

30.女性,31岁,停经10$^+$周,因"持续呕吐一月"急诊,患者精神软弱、乏力,无阴道流血流液。生命体征:T 37.7℃,HR 109次/分,RR 18次/分,BP 130/90mmHg,SpO$_2$ 99%。

案例解析 分诊级别为3级,30分钟内响应。妊娠期妇女持续性呕吐,属于3级指标。给予轮椅候诊,根据检查结果予相应处理。

31.女性,31岁,孕3产0孕35周,因"阴道流血1小时"急诊。患者产检诊断妊娠期高血压,诉少量咖啡色阴道流血,无腹痛。生命体征:T 36.7℃,HR 88次/分,RR 19次/分,BP 140/100mmHg,SpO$_2$ 99%。

案例解析 分诊级别为3级,30分钟内响应。患者BP为140/100mmHg,属于3级单项指标。应诊后予相关检查与处理。

32.女性,24岁,停经2$^+$月,当地医院诊断宫外孕,因"下腹隐痛半天"急诊。患者无阴道流血,疼痛评分为2分。生命体征:T 36.7℃,HR 89次/分,RR 18次/分,BP 90/60mmHg,SpO$_2$ 99%。

案例解析 分诊级别为3级,30分钟内响应。患者疼痛评分为2分,属于3级单项指标。应诊后进行相关检查与处理。

33.女性,36岁,孕2产0孕18周,因"阴道少许褐色分泌物"急诊。患者无腹痛。生命体征:T 37℃,HR 86次/分,RR 19次/分,BP 122/61mmHg,SpO$_2$ 99%。

案例解析 分诊级别为4级,患者有少量阴道出血,属于轻微的急性症状,240min内应诊即可。应诊后进行相关检查以排除先兆流产。

34.女性,26岁,停经3$^+$月,宫内孕,因"下腹隐痛半天"急诊。患者无阴道流血、流液。生命体征:T 36.9℃,HR 76次/分,RR 18次/分,BP 110/65mmHg,SpO$_2$ 100%。

案例解析 分诊级别为4级,240分钟内接诊,行相关检查以排除先兆流产。

35.女性,32岁,孕1产0孕36周,因"感胎动减少1天"急诊。患者宫缩未及,无阴道流血、流液,诉感胎动较前有所减少。生命体征:T 36.7℃,HR 77次/分,RR 18次/分,BP 112/67mmHg,SpO$_2$ 99%。

案例解析 分诊级别为4级,可先予听诊胎心,胎心正常者在240分钟内接诊,行胎心监护或超声检查以排除胎儿窘迫。

二、分诊注意要点

急诊分诊从广义上而言,是在综合各种因素的基础上,最大限度地合理利用医疗资源,使最大数量的患者获得及时有效救治的决策过程。从临床角度而言,急诊预检分诊是急诊护士根据患者的主诉、症状与体征,对疾病的轻重缓急以及隶属专科进行初步判断,安排救治顺序与分配专科就诊的一项技术。急诊科作为紧急医疗诊治的窗口科室,如何快速准确地分诊,合理有效的分配医疗资源,及时安排和维护患者的就诊顺序及诊疗秩序,是提高急诊服务的首要关键。因此,在分诊过程中,应注意以下几点。

(一)快速评估

1.问诊与查体 急诊预检分诊是急诊患者必经的第一重要环节,要求预检分诊护士能在短时间内,大约5～10分钟内对患者进行快速评估。分诊护士需用简明扼要的语言,表达和引导患者和(或)家属提供此次就诊的相关信息,包括发病/意外的时间、地点、主要病症、伴随症状或伴随事件,以及既往疾病史、用药史等。

预检护士在问诊的同时,应根据患者提供的主诉/症状,进行查体确认。对于创伤患者,在了解受伤机制的同时,还应注意需行从头到脚的创伤评估。对于急腹症的患者,务必做好腹部的查体,查体时应注意体位摆放,取下肢屈膝位为宜。腹部触诊时,从左下腹开始,逆时针方向进行检查,按由下而上、先左后右的原则进行触诊,从健康部位逐步移向病变部位。

2.测量生命体征 问诊的同时,应注意测量生命体征,作为就诊的基本资料,包括血压、脉搏、体温、呼吸、血氧饱和度、格拉斯哥昏迷指数评分、意识评分AVPU评分、疼痛评分、跌倒评估等。测量血压时,应注意患者的肢体摆放,应与心脏保持同一水平位,避免过高或过低导致的测量误差。如遇偏瘫患者,应选择健侧肢体测量。血氧饱和度测量时,应尽量注意患者末梢的皮温,局部的指垢、指甲油应尽量去除,且测量应避开测量血压的肢体侧,保证读数准确。

3.身体评估 身体评估,通常是与问诊或生命体征测量过程同步进行的,其中包括观察患者的面色、外表、步态行为、皮肤的颜色及温度、语言,评估是否有面色苍白、皱眉、坐立不安等不适症状。接触患者身体时,患者是否有不适症状,或原有症状是否有变化(加重或缓解)。身体评估应快速、熟练且有目的性地进行。

(二)完善记录

不同医疗单位可能有不同的记录和格式要求,但由于预检分诊的时效性限制,分诊记录的基本原则应是清晰而简单。预检分诊的基本记录内容应该包括:患者的一般基本信息、急诊就诊的日期与时间、分诊科室、主诉/症状、生命体征、疼痛评分、预检分级、过敏史、入院方式、女性患者关注月经史、高危坠床跌倒评估以及防跌措施等。

记录的形式可以是纸质病历或电子病历。随着近现代科技的飞速发展,病历记录的电子化进程也在不断加快,逐步替代了原有的纸质病历。大数据时代的医疗,电子病历的优势逐渐凸显。电子式的病历记录,更易于资料整合和检索,以及数据库的建立,为临床科研和教学提供了有利的循证依据。

(三)秩序维持

急诊预检分诊护士的主要职责是根据患者的主观(如患者的主诉、症状等)和客观(如患者的发病时间、创伤机制等)的信息,进行快速的分析判断,给予准确的分诊分级以及分科。按照分诊分类结果,安排患者就诊或候诊。对于安置在复苏室和抢救室(即红区)的患者,需要第一时间通知主管医生,以保证在目标响应时间内接诊患者。对于安置在普通诊疗区(即绿区)的患者,则应关注相应的候诊时间以及候诊过程中患者的病情变化。急诊普通诊疗区患者的就诊秩序安排与门诊系统存在显著差异。急诊诊间叫号系统应以分诊级别作为优先接诊第一条件进行筛选排序,其次再按照患者预检分诊的时间陆续叫号。基于国内各家医院的急诊拥挤现状,候诊超时的问题依旧存在,应通过叫号系统进行后台候诊时间统计,并在预检分诊系统中设置提醒和警示,最大限度地保证患者的诊疗安全。

(四)特殊患者的处置

1.精神疾患 普通诊疗区应设置专用的防暴间,提供此类患者相对独立、安静、舒适的分诊及诊疗空间。分诊过程可在该诊间完成,尽可能减少对患者的刺激。该诊间应设有软质墙面,房间尽可能减少棱角设计,精简物品摆放,防止患者自伤或伤害他人。

2.**妇科疾患** 妇科疾患往往涉及患者的隐私,如月经史、性生活史等敏感话题。现如今社会不断开放进步,性教育尤其是青少年的性教育尚未完全普及,加之受传统文化的熏陶,羞于谈"性"的观念,会给此类患者的评估,造成一定的障碍,病史信息采集的难度随之增加。因此,对于此类患者的分诊,应提供相对私密的空间,以放松患者的情绪,耐心倾听和引导患者阐述就诊的原因及相关病史,问诊过程中,亦可以要求家属回避。

3.**药物成瘾** 药物成瘾是一种机体反复与药物接触引起的慢性复发性脑病,患者常表现为强迫性药物使用、持续性渴求状态、对药物渴求欲随着用药时间的延长会逐渐加强,尤其是含有毒性成分的阿片类药物的成瘾。分诊护士在面对此类患者的分诊时,可通过观察患者的语言表述及行为进行识别。

(五)政策与法规

1.**传染病筛查** 医疗机构发现甲类传染病时,应当及时对患者、病原携带者予以隔离治疗,隔离期限根据医学检查结果确定;对疑似患者,确诊前在指定场所单独隔离治疗;对医疗机构内的患者、病原携带者、疑似患者的密切接触者,在指定场所进行医学观察和采取其他必要的预防措施。拒绝隔离治疗或者隔离期未满擅自脱离隔离治疗的,可以由公安机关协助医疗机构采取强制隔离治疗措施。医疗机构发现乙类或者丙类传染病患者,应当根据病情采取必要的治疗和控制传播措施。医疗机构对本单位内被传染病病原体污染的场所、物品以及医疗废物,必须依照法律、法规的规定实施消毒和无害化处置。

2.**刑事案件** 医疗机构应积极配合公安机关,提供相关刑事案件的医疗线索。如遇刀砍伤、自缢等可能涉及刑事纠纷的案件,应在积极处置患者病情的同时,向相关部门报案登记。

3.**交通事故** 医疗机构对于突发的交通意外事件,在患者分诊处置的同时,需要配合提供相关信息的查询,并配合交警部门做好意外事件的排查工作,例如酒精测试的血样采集等。

(六)职业防护

1.**传染病防护** (1)知识储备与更新:分诊护士应知晓传染病相关知识。对于新发传染性疾病或近期流行暴发的传染性疾病相关知识,应及时更新,包括疾病流行病学、发病症状、疫源地、传播途径、传染源等。

1)呼吸系统传染性疾病:常见的有麻疹、水痘、流脑等,多以春冬季多发。

2)消化系统传染性疾病:常见的有甲型肝炎、戊型肝炎、细菌性痢疾等。

3)血液系统传染性疾病:常见的有乙型肝炎、艾滋病等。

4)其他烈性传染性疾病:鼠疫、严重急性呼吸综合征(SARS)、霍乱等。

(2)防护措施:根据不同疾病的传播途径,采取相应的防护措施。

1)呼吸系统传染性疾病:此类患者常伴有发热症状。预检护士分诊时,需规范佩戴外科口罩,提前疏散候诊人群,电话联系发热门诊,专人陪同和引导患者前往发热门诊,并做好交接,第一时间落实相关筛查工作。

2)消化系统传染性疾病:对此类"粪口传播"的患者,分诊时应注意佩戴手套,分诊前后做好手卫生,尤其是在接触过患者的排泄物、分泌物之后,应彻底清洗双手。对患者所使用的分诊设施,用后及时清洁消毒。

3)血液系统传染性疾病:分诊时,如有可能接触患者血液、体液风险时,均应佩戴手套,规范手卫生防护。

4)其他烈性传染性疾病:鼠疫、SARS、霍乱等。分诊护士应按要求做好二级防护,佩戴N95口罩、眼罩、手套,穿隔离衣、鞋套,由第一接触者完成患者的安置和交接。就近安置患者于单人房间,做好候诊人员的疏散,尽可能减少在预检分诊环节的耗时。

2.暴力防护 作为"医院前哨"的急诊科,面对的就诊人群发病急、变化快,尤其是各种意外事件所致的创伤。患者及家属对于突发事件所造成的伤害,在短时间内难以接受,恐惧、焦虑甚至于急躁的情绪等,都可能成为暴力事件的导火线。

预检护士在分诊时,保持自身情绪稳定、平静,耐心、真诚倾听患者或家属的主诉,同时应注意评估患者或家属的语气、声调以及情绪变化,观察其是否存在紧握拳头、咬紧牙关、怒目圆睁等行为表现。预检分诊台应设置专用的快速报警系统,安置于医护人员易触及的位置,如预检台面侧下。一旦发生暴力行为,及时寻求安保人员的帮助。

三、分诊特殊场景处理

对于一些特殊场景,如呼吸道传染病、消化道传染病、特殊感染等,护士该如何分诊呢?护士可依据《急诊预检分级分诊标准》,结合本章临床案例,对特殊场景案例进行分诊分级练习。

1.患者,女性,26岁,近期无疫区旅居史,流行病学阴性。诉"我1d前开始发烧、咳嗽,感觉人很不舒服,没有力气。"该患者神志清,精神软。生命体征:T 39.8℃,HR 130次/分,RR 28次/分,BP 106/56mmHg,SpO$_2$ 98%。疼痛评分为2分。

案例解析

(1)分诊级别为1级,需要紧急进行处理。MEWS评分为7分,符合预检分级1级的综合指标。

（2）高热会引起意识的改变、惊厥、抽搐等一系列严重的危及患者生命安全的并发症，因此需要立即采取降温措施，如冰毯物理降温，输注冰生理盐水。预检护士立即将该患者留抢，安置于单间复苏室；急诊科医生将进一步明确发热原因，并进行相应的治疗处理。

（3）患者体温39.8℃，为发热患者，且伴有咳嗽等呼吸道症状，按照国家《传染病防治法》相关法规，需排除该患者是否存在呼吸道传染病。因此，需请发热门诊医生会诊，进行呼吸道传染性疾病筛查。

2.患者，女性，36岁，诉"发烧1天，我在发热门诊已经就诊结束，发热门诊医生让我转急诊输液。"查体：神志清，精神软，感乏力咳嗽咳痰明显，咽部肿痛，双肺听诊湿啰音，四肢肌力5级，C-反应蛋白（C-reactive protein，CRP）为101mg/L。发热门诊已排除该患者无呼吸道传染病。生命体征：T 38.1℃，HR 94次/分，RR 16次/分，BP 96/56mmHg，SpO_2 98%。疼痛评分为2分。

案例解析　分诊级别为4级。患者咳嗽咳痰症状明显，CRP为101mg/L，双肺听诊湿啰音，存在呼吸道感染的症状。目前生命体征平稳，发热门诊已排除呼吸道传染病。预检护士根据患者主诉症状转诊至急诊内科，请医生进一步诊治，明确诊断并对症处理。

3.患者，男性，26岁，近期无疫区旅居史。诉"头痛、头晕、鼻塞、咳嗽2天"。查体：神志清，无恶心，无呕吐，四肢肌力5级。生命体征：T 38.1℃，HR 91次/分，RR 17次/分，BP 112/65mmHg，SpO_2 98%。疼痛评分为2分。

案例解析

（1）患者体温38.1℃，为发热患者，且伴有鼻塞、咳嗽等呼吸道症状，按照国家《传染病防治法》相关法规，应前往发热门诊行常规呼吸道传染性疾病筛查。

（2）该患者生命体征稳定，MEWS 1分，预检分级为4级。预检护士向患者及家属做好转发热门诊就诊的解释工作。前往发热门诊前应让患者佩戴外科口罩，若该患者有家属陪同，则家属也应佩戴外科口罩。安排转运工人陪同患者及家属前往发热门诊。

（3）预检护士完善急诊预检管理系统记录，"主诉/症状"栏录入"发热筛查"，"就诊去向"栏录入"发热门诊"。电话联系发热门诊交接患者病情，并填写"发热筛查急诊转发热门诊患者交接单"，安排转运工人陪同患者前往发热门诊。发热门诊护士完善交接单，由转运工人负责取回交接单，预检护士确认交接单完整规范并留档保存。

4.女性，26岁，近期无疫区旅居史，诉"1天前，在当地医院被诊断为甲流，我吃了一些药感觉还是很不舒服，我想来你们医院再配些口服药。"该患者神志清，无恶心,无呕吐,咽痛。生命体征:T 36.6℃,HR 91次/分,RR 14次/分,BP 122/65mmHg,SpO$_2$ 98%。疼痛评分为1分。

案例解析

(1)该患者为甲流患者,国家《传染病防治法》相关法规规定该患者应前往发热门诊就诊治疗。

(2)该患者生命体征稳定,MEWS评分为0分,预检分级为4级。预检护士向患者及家属做好转发热门诊就诊的解释工作。前往发热门诊前应让患者佩戴外科口罩,若该患者有家属陪同,则家属也应佩戴外科口罩。安排转运工人陪同患者及家属前往发热门诊。

(3)预检护士完善急诊预检管理系统记录,"主诉/症状"栏录入"发热筛查","就诊去向"栏录入"发热门诊"。电话联系发热门诊交接患者病情,并填写"发热筛查急诊转发热门诊患者交接单",安排转运工人陪同患者前往发热门诊。发热门诊护士完善交接单,由转运工人负责取回交接单,预检护士确认交接单完整规范并留档保存。

5.男性,56岁,近期无疫区旅居史,流行病学阴性,诉"我胸口很痛,我感冒了,鼻塞,咳嗽2天"。查体:神志清,大汗淋漓,无恶心,无呕吐,四肢肌力5级。生命体征:T 38.8℃,HR 101次/分,RR 17次/分,BP 132/65mmHg,SpO$_2$ 98%。疼痛评分为5分。

案例解析

(1)分诊级别:1级,需要立即处理。该患者符合剧烈胸痛/胸闷,疑急性心肌梗死,属于1级危急征象指标。预检护士应立即将该患者安置于抢救室(单间复苏室)。应立即采取挽救生命的干预措施:启动急性心肌梗死流程、心电图检查、心肺功能五项联检测试等,由急诊心内科医生进一步明确该患者是否存在急性心肌梗死,并给予相应的紧急治疗处理。

(2)患者体温38.8℃,为发热患者,且伴有鼻塞、咳嗽等呼吸道症状,按照国家《传染病防治法》相关法规,需要进行呼吸道传染性疾病筛查。但该患者生命体征不稳定,急性心肌梗死可疑,存在危及生命的风险,不应转诊至发热门诊就诊。该患者的呼吸道传染性疾病筛查可由急诊心内科医生请发热门诊医生会诊完成。

6.女性,近期无疫区旅居史,流行病学阴性,66岁,诉"我胸口很闷,感觉无法呼吸了。"查体:神志清,精神软,双肺湿啰音明显。生命体征:T 38.6℃,HR 110次/分,RR 26次/分,BP 116/56mmHg,SpO$_2$ 78%,疼痛评分为1分。

案例解析

(1)分诊级别为1级,需要立即处理。单项客观指标血氧饱和度为78%,符合预检分级1级的单项客观指标,需要立即采取挽救生命的干预措施。预检护士立即将该患者留抢,安置于复苏室单间。该患者呼吸困难,应立即进行气道评估:气道是否通畅、呼吸形态节律、氧饱和度,给予储氧面罩吸氧,必要时行气管插管。

(2)该患者发热伴有双肺湿啰音明显,考虑患者可能存在呼吸道传染病的潜在风险,该患者若需要插管及吸痰时,责任护士及主管医生需要佩戴N95口罩及面屏和眼罩。急诊医生将进一步明确诊断,进行相应的治疗处理。

(3)该患者发热伴有双肺湿啰音明显,按照国家《传染病防治法》相关法规,患者需要进行呼吸道传染性疾病筛查。因此,请发热门诊医生会诊,进行呼吸道传染性疾病筛查。

7.男性,26岁,近期无疫区旅居史,流行病学史阴性,就诊时间为2020年6月2日,健康码为绿码。诉"我昨晚吃了些冰西瓜,吃完肚子很痛,我拉了4次水样便。"查体:神志清,腹痛,感恶心,无呕吐。生命体征:T 36.8℃,HR 81次/分,RR 14次/分,BP 112/65mmHg,SpO$_2$ 98%。疼痛评分为1分。

案例解析

(1)患者解4次水样便,按照国家《传染病防治法》相关法规,患者急骤发生的24h内有一次水样便或排便次数≥3次,应前往肠道门诊行常规肠道传染性疾病筛查。

(2)该患者生命体征稳定,MEWS 0分,预检分级为4级。预检护士向患者及家属做好转肠道门诊就诊的解释工作。

(3)预检护士完善急诊预检管理系统记录,"主诉/症状"栏录入"肠道筛查","就诊去向"栏录入"肠道门诊"。电话联系肠道门诊交接患者病情,安排转运工人陪同患者前往肠道门诊。

8.女性,26岁,近期无疫区旅居史,流行病学史阴性,健康码为绿码,就诊时间为2020年5月28日。诉"我拉肚子了,拉了很多次,呕吐很多,感觉很没力气。"查体:神志清,口干,四肢肌力4级。生命体征:T 36.6℃,HR 124次/分,RR 18次/分,BP 80/56mmHg,SpO$_2$ 98%。疼痛评分为1分。

案例解析

(1)分诊级别为2级,应尽快安排接诊。该患者低血压,有脱水的征象,潜在电解质紊乱,有潜在病情变化危险。血压为80/56mmHg,符合预检分级2级的单项客观指标;MEWS评分为5分,符合预检分级2级的综合指标。将该患者安排在隔离间就诊,建立静脉通路,予输液。

(2)患者存在腹泻症状,按照国家《传染病防治法》相关法规,患者需进行肠道传染性疾病筛查。请肠道门诊医生会诊,进行肠道传染性疾病筛查。

9.患者,男性,33岁,近期无疫区旅居史,流行病学史阴性。诉"我拉肚子很多次了,肚子痛,感觉里急后重,拉出来大便都是黏液脓血便。"查体:神志清,精神软,腹痛。生命体征:T 37.4℃,HR 86次/分,RR 14次/分,BP 96/66mmHg,SpO_2 96%。疼痛评分为2分。

案例解析

(1)患者伴有腹痛、腹泻、里急后重、解黏液脓血便等症状,存在感染痢疾杆菌的风险。痢疾为乙类传染病,按照国家《传染病防治法》相关法规,患者需前往肠道门诊就诊。根据痢疾的传播途径,安排该患者进行接触隔离。

(2)该患者生命体征稳定,MEWS 0分,预检分级为4级。转诊前预检护士向患者及家属做好转肠道门诊就诊的解释工作。

(3)预检护士完善急诊预检管理系统记录,"主诉/症状"栏录入"肠道筛查","就诊去向"栏录入"肠道门诊"。电话联系肠道门诊交接患者病情,安排转运工人陪同患者前往肠道门诊。

10.患者,男性,32岁,近期有旅居海地共和国(霍乱疫区),流行病学史阳性。诉"我拉了很多次水便,吐了3次。"查体:神志清,精神软。生命体征:T 37.4℃,HR 100次/分,RR 16次/分,BP 96/66mmHg,SpO_2 96%。疼痛评分为2分。

案例解析

(1)患者近期有霍乱疫区旅居史,伴有腹泻、呕吐等症状,存在感染霍乱的风险。霍乱为甲类传染病,按照国家《传染病防治法》相关法规,患者应前往肠道门诊就诊。根据霍乱传播途径,应对该患者进行接触隔离。

(2)该患者生命体征稳定,MEWS 1分,预检分级为4级。转诊前预检护士向患者及家属做好转肠道门诊就诊的解释工作。

(3)预检护士完善急诊预检管理系统记录,"主诉/症状"栏录入"肠道筛查","就诊去向"栏录入"肠道门诊"。电话联系肠道门诊交接患者病情,安排转运工人陪同患者前往肠道门诊。

(4)若患者明确诊断为霍乱,应立即将该患者转诊至传染病专科医院。

11.患者,女性,42岁,保洁工,常年居住单位地下室仓库,到发热门诊就诊。自诉"我7天前被仓库里的老鼠咬了,近3天开始发烧,身上有很多出血点,今天感觉无力。"查体:神志清,精神软,颈部淋巴结肿痛,咳嗽、咳痰明显,咳脓血痰,全身散在出血点,牙龈出血,无呕血。血常规检查:白细胞$2.3×10^9$/L。实验室报"危急值":血小板$7×10^9$/L。发热门诊医生联系急诊拟转急诊抢救。转入急诊时生命体征:T 38.1℃,HR 100次/分,RR 16次/分,BP 106/56mmHg,SpO_2 98%。疼痛评分为1分。

案例解析

(1)分诊级别:3级。虽然该患者MEWS 1分,但因"危急值"血小板$7×10^9$/L,

提示患者处于高风险或者存在生命危险,故转入急诊。预检护士评估该患者存在潜在的出血高风险,分诊级别为3级。鼠疫为甲类传染病,根据鼠疫传播途径,应对该患者进行飞沫隔离。患者存在危及生命的出血风险,警惕消化道大出血、脑出血等急危症。预检护士将该患者留抢至隔离负压间以进行基本的生命支持和观察。该患者产生的所有医疗垃圾按特殊感染垃圾处理。

（2）患者明确诊断为鼠疫,应立即将该患者转诊至传染病专科医院,并逐级上报至疾控中心。

12.患者,女性,22岁,近期有非洲(登革热疫区)旅居史,发热门诊就诊,诊断登革热。主诉"我发烧了,我感觉胸闷。"实验室报"危急值":血小板9×10^9/L。发热门诊医生联系急诊拟转急诊抢救。查体:神志清,精神软,全身散在出血点,牙龈有出血,无呕血,白细胞3.3×10^9/L。生命体征:T 38.6℃,HR 106次/分,RR 16次/分,BP 116/66mmHg,SpO$_2$ 95%。疼痛评分为0分。

案例解析

（1）分诊级别:2级。该患者MEWS评分为4分,符合预检分级2级综合指标。实验室报"危急值":血小板9×10^9/L。危急值提示患者处于高风险或者存在生命危险。患者存在危及生命的出血风险,警惕消化道大出血、脑出血等急危症。预检护士将该患者留抢至隔离间就诊,并进行基本的生命支持,以及相应的治疗与处理。

（2）登革热为乙类传染病,根据登革热传播途径,预检护士将该患者留抢至隔离间,并予蚊帐保护,对该患者进行接触隔离及防蚊隔离。该患者产生的所有医疗垃圾按特殊感染垃圾处理。医生进一步进行相应的对症治疗。

（3）根据国家《传染病防治法》,主管医生将该病例上报至保健科,并逐级上报至疾控中心。

13.患者,女性,33岁,近期无疫区旅居史,流行病学史阴性,由当地医院转至我院,当地医院诊断气性坏疽。主诉"我2天前在泥塘里采藕把脚划伤了,2天前自己在家做了简单的包扎,1天前去了当地医院处理了我这个伤口,但是我感觉这个脚越来越痛,伤口有很多渗液,渗液里还有气泡。"查体:神志清,精神软,面色苍白,右脚可见一伤口,伤口周围水肿渗液明显,渗液含有气泡,伤口周围可触及捻发音,可闻及臭鸡蛋味。生命体征:T 37.1℃,HR 96次/分,RR 17次/分,BP 116/66mmHg,SpO$_2$ 95%,疼痛评分为5分。

案例解析

（1）分诊级别:3级。疼痛评分为5分,符合3级预检分级指标。气性坏疽为接触隔离,预检护士将该患者留抢至隔离间,并给该患者应用止痛药,建立静脉通路。气性坏疽病情进展快,需要尽快行手术清创,手术完毕行高压氧治疗。由于气性坏疽会释放大量毒素进入体内,应关注患者血压变化,严防发生感染性休克。

(2)气性坏疽是感染梭状芽孢杆菌(厌氧菌)所致,应对该患者进行接触隔离。该患者产生的所有医疗垃圾按特殊感染垃圾处理。

14.患者,女性,33岁,近期无疫区旅居史,其丈夫曾患肺结核,康复期间一直由患者照顾起居,近1个月消瘦明显,诉"我感觉胸闷,有咯血,咳了两口血,约3mL。"查体:神志清,精神软。生命体征:T 36.1℃,HR 109次/分,RR 17次/分,BP 126/76mmHg,SpO$_2$ 96%。疼痛评分为0分。

案例解析

(1)分诊级别为3级,MEWS 2分。

(2)该患者有肺结核患者接触史,存在感染肺结核杆菌高风险。肺结核为乙类传染病,根据肺结核的传播途径,患者需要进行空气隔离。该患者佩戴外科口罩,接诊人员佩戴N95口罩。预检护士将该患者留抢至负压单间,警惕因咯血引起误吸。该患者若需要吸痰时,责任护士及主管医生需要佩戴面屏和眼罩。需要急诊医生进一步明确检查并进行相应的治疗处理。

(3)若该患者确诊为肺结核,应转诊到肺结核传染病医院治疗,并逐级上报至疾控中心。

15.患者,女性,41岁,近期有无疫区旅居史,流行病学史阴性,当地医院诊断为流行性出血热,转诊至我院。诉"我发烧3天。"查体:神志清,精神软,全身无散在出血点,牙龈有出血点,无呕血,白细胞10.3×10^9/L,血小板96×10^9/L,血红蛋白112g/L。生命体征:T 37.8℃,HR 90次/分,RR 19次/分,BP 96/66mmHg,SpO$_2$ 96%。疼痛评分为0分。

案例解析

(1)患者体温:37.8℃,当地医院诊断为流行性出血热。按照国家《传染病防治法》相关法规,该患者应前往发热门诊行常规呼吸道传染性疾病筛查。

(2)该患者生命体征稳定,MEWS 1分,预检分级为4级。预检护士向患者及家属做好转发热门诊就诊的解释工作。前往发热门诊前应让患者佩戴外科口罩,若该患者有家属陪同,则家属也应佩戴外科口罩。安排转运工人陪同患者及家属前往发热门诊。

(3)预检护士完善急诊预检管理系统记录,"主诉/症状"栏录入"发热筛查","就诊去向"栏录入"发热门诊"。电话联系发热门诊交接患者病情,并填写《发热筛查急诊转发热门诊患者交接单》,安排转运工人陪同患者前往发热门诊。发热门诊护士完善交接单,由转运工人负责取回交接单,预检护士确认交接单完整规范并留档保存。

16.患者,男性,71岁,近期无疫区旅居史,流行病学史阴性,当地医院诊断呼吸衰竭、肺炎,转诊至我院。诉"我发烧有半个月了,感觉胸口很闷。"查体:神志清,精神软,全身浮肿,双肺湿啰音明显,白细胞 $23.3 \times 10^9/L$,血红蛋白72g/L,血培养示甲氧西林金黄色葡萄球菌感染。生命体征:T 38.6℃,HR 106次/分,RR 23次/分,BP 87/46mmHg,SpO_2 84%。疼痛评分为0分。

案例解析

(1)分诊级别1级,需要紧急进行处理。MEWS 6分,符合预检分级1级的综合指标。患者存在低血压、发热、肺炎及脓毒血症的征象,应紧急进行吸氧、建立静脉通道等措施处理。

(2)该患者感染甲氧西林金黄色葡萄球菌,预检护士将该患者留抢至复苏室单间,对该患者进行接触隔离。患者需要急诊医生进一步进行相应的治疗处理。患者所有医疗垃圾按特殊感染垃圾处理。

(3)主管医生将该病例上报至保健科。

17.患者,男性,81岁,近期无疫区旅居史,流行病学史阴性,气管插管,由当地医院转至我院。痰培养示感染耐碳青霉烯类鲍曼不动杆菌。查体:神志浅昏迷,全身浮肿,双肺湿啰音,白细胞 $26.3 \times 10^9/L$,血红蛋白102g/L。生命体征:T 38.5℃,HR 96次/分,RR 18次/分,BP 77/46mmHg,SpO_2 94%。

案例解析

(1)分诊级别为2级。收缩压为77mmHg,符合预检分级2级的单项客观指标。MEWS 5分,符合预检分级2级的综合指标。该患者存在低血压、发热、肺炎,需要进行呼吸机辅助通气、建立静脉通道等措施处理。

(2)该患者感染耐碳青霉烯类鲍曼不动杆菌,预检护士将该患者留抢至单间,对该患者进行接触隔离。患者需要急诊医生进一步进行相应的检查和治疗。患者所有医疗垃圾按特殊感染垃圾处理。

(3)主管医生将该病例上报至保健科。

18.患者,男性,43岁,由家属陪同前来就诊,一周前往湖北(新型冠状病毒疫区)出差,流行病学史阳性,就诊时间为2020年2月27日。诉"我咳嗽2天,喉咙痛。"查体:神志清,精神软。生命体征:T 37.1℃,HR 86次/分,RR 14次/分,BP 126/66mmHg,SpO_2 96%。疼痛评分为1分。

案例解析

(1)患者生命体征稳定,流行病学阳性,该患者存在喉咙痛,根据国家卫生健康委员会发布《新型冠状病毒疫情防控》方案,考虑患者可能存在新型冠状病毒的潜在风险,给患者及家属戴外科口罩,接触该患者的相关工作人员一律做好二级防护。

(2)该患者生命体征稳定,MEWS评分为0分,预检分级为4级。预检护士向患者及家属做好转发热门诊就诊的解释工作。安排转运工人陪同患者及家属前往发热门诊。

(3)预检护士完善急诊预检管理系统记录,"主诉/症状"栏录入"发热筛查","就诊去向"栏录入"发热门诊"。电话联系发热门诊交接患者病情,并填写《发热筛查急诊转发热门诊患者交接单》,安排转运工人陪同患者前往发热门诊。发热门诊护士完善交接单,由转运工人负责取回交接单,预检护士确认交接单完整规范并留档保存。

(4)由发热门诊医生排查该患者是否存在新型冠状病毒感染,同时将该患者安排在发热门诊单间隔离,直至排除存在新型冠状病毒感染。若该患者确诊为新型冠状病毒感染,将该病例上报至疾控中心。

19.患者,男性,43岁,由家属陪同前来就诊,就诊时间为2020年6月27日,来自北京(新型冠状病毒疫区),流行病学史阳性,健康码为红码。主诉"我咳嗽2天,喉咙痛。"查体:神志清,精神软。生命体征:T 37.1℃,HR 86次/分,RR 14次/分,BP 126/66mmHg,SpO$_2$ 96%。疼痛评分为1分。

案例解析

(1)2020年6月27日就诊,该患者来自新型冠状病毒疫区,健康码为红码。该患者喉咙痛,根据国家卫生健康委员会发布《新型冠状病毒疫情防控》方案,考虑患者可能存在新型冠状病毒的潜在风险,给患者及家属戴外科口罩。接触该患者的相关工作人员一律做好二级防护。

(2)该患者生命体征稳定,MEWS 0分,预检分级为4级。预检护士向患者及家属做好转发热门诊就诊的解释工作。安排转运工人陪同患者及家属前往发热门诊。

(3)预检护士完善急诊预检管理系统记录,"主诉/症状"栏录入"发热筛查","就诊去向"栏录入"发热门诊"。电话联系发热门诊交接患者病情,并填写《发热筛查急诊转发热门诊患者交接单》,安排转运工人陪同患者前往发热门诊。发热门诊护士完善交接单,由转运工人负责取回交接单,预检护士确认交接单完整规范并留档保存。

(4)由发热门诊医生排查该患者是否存在新型冠状病毒感染,同时将该患者安排在发热门诊单间隔离,直至排除存在新型冠状病毒感染。若该患者确诊为新型冠状病毒感染,将该病例上报至疾控中心。

20.患者,女性,66岁,就诊时间为2020年3月2日,来自湖北(新型冠状病毒疫区),流行病学史阳性,健康码为红码,主诉"我胸口很闷,感觉无法呼吸了。"查体:

神志清,精神软,双肺湿啰音明显。生命体征:T 38.6℃,HR 110次/分,RR 26次/分,BP 116/56mmHg,SpO_2 78%。疼痛评分为1分。

案例解析

(1)分诊级别为1级,需要立即处理。血氧饱和度为78%,符合预检分级1级的单项客观指标,需要立即采取挽救生命的干预措施。预检护士立即将该患者留抢,安置于复苏室负压单间。该患者呼吸困难,应立即进行气道评估:气道是否通畅、呼吸形态节律、氧饱和度,给予储氧面罩吸氧,必要时行气管插管。

(2)就诊时间2020年3月2日,时值新型冠状病毒高发时期,患者来自疫区,根据国家卫健委发布《新型冠状病毒疫情防控》方案,考虑患者可能存在新型冠状病毒的潜在的高风险,为该患者进行新冠核酸检测,同时上报医院新型冠状病毒感染专家以排查新型冠状病毒。接触该患者的相关工作人员一律做好二级防护。需要急诊医生进一步明确检查并进行相应的治疗处理。该患者在负压隔离间隔离直至排除新型冠状病毒感染。

(3)若该患者确诊为新型冠状病毒感染,将该病例上报至疾控中心。

第四章　智慧预检分诊

第一节　分诊软件系统操作

急诊预检分诊系统采取全键盘的输入方式,通过采集患者生命体征、症状及其他相关信息,根据急诊知识库及相关规则库快速完成对患者病情严重程度的精准判断,以此提高救治成功率和患者满意度,并使急诊工作有计划、有秩序地进行,从而"忙而不乱、快而准确"。急诊分诊系统包含以下主要功能:院前-院内交接模块、预检分诊模块、留抢管理模块、留观管理模块、诊间管理模块、数据查询模块、发热筛查/肠道筛查模块、犬伤管理模块、群体事件管理模块、转运工具管理模块等功能。

运行硬件环境:CPU 四核、GHz 高性能处理器、内存 16GB(建议 32GB)、硬盘500GB(分离项目数据库)及 1TB(包含项目数据库)。件环境:Windows Server 2003 或 2008 企业版(64位)、Tomcat。

一、界面介绍

(一)预检分诊系统的登录

在使用急诊预检分诊系统之前,请先打开登录界面,输入账号、密码,点击"登录"完成急诊分诊系统的登录。本界面可全部采用键盘操作,输入好各个信息之后一直回车即可。急诊分诊系统登录界面如图4-1-1所示。

(二)主界面

(1)登录成功之后,进入系统主页界面,如图4-1-2所示。

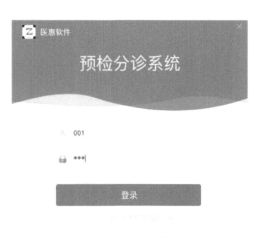

图 4-1-1　急诊分诊系统登录界面

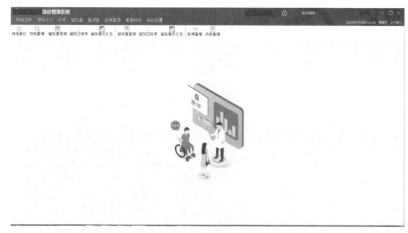

图4-1-2 分诊系统主界面

（2）主界面由4个部分组成，分别为标题栏、菜单栏、快速访问栏及功能操作栏。下面对每一个栏位做详细的介绍。

1）标题栏：标题栏布局从左到右依次为医院图标、程序名称、救护车信息、接诊超时信息、用户信息、最小化按钮、最大化/向下还原按钮、关闭按钮。接诊超时信息，展示了当前超时患者的人数，点击可以查看具体超时患者的相关信息。

2）菜单栏：菜单栏分为左右两部分，左侧为菜单部分，支持多级菜单，包含了系统的所有功能，如图4-1-3所示。右侧为当前日期及时间，时间以秒（s）为单位时时更新。

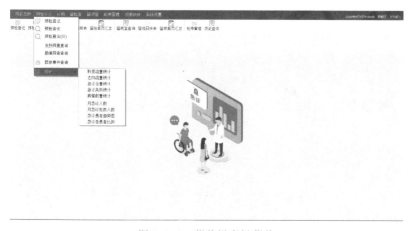

图4-1-3 菜单栏多级菜单

3）快速访问栏：针对需经常使用的功能，为优化操作流程、减少操作步骤，设计开发了快速访问栏，如图4-1-4所示。

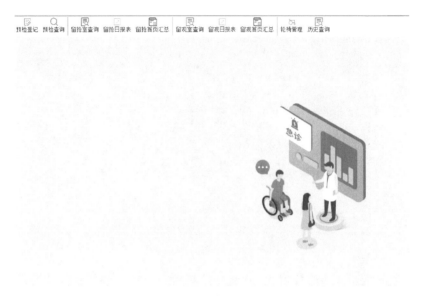

图 4-1-4　快速访问栏

4)功能操作栏:功能操作栏承载了功能模块的展示与操作。从菜单栏或快速访问栏中选中的功能模块将在这里打开。已打开的功能模块在该区域顶部以 Tab 标签的形式驻留,点击不同的 Tab 标签可切换到不同的功能模块界面。当在菜单栏与快速访问栏选择已打开的功能模块时,此区域将切换到对应的 Tab 标签界面。点击 Tab 标签右侧的叉号可关闭当前 Tab 标签页,如图 4-1-5 所示。

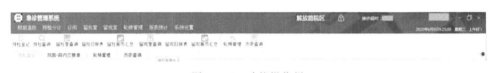

图 4-1-5　功能操作栏

二、智慧分诊功能

(一)院前急救

1.救护车信息

当系统接收到 120 信息调控中心发来的 120 救护车信息时,会在救护车模块中显示。该功能分左右两部分:左侧为患者列表信息,展示了时间范围内的所有救护车患者主要信息,包括是否处理、报警时间、患者姓名、现场判断;右侧为记录详细信息展示区域,如图 4-1-6 所示。

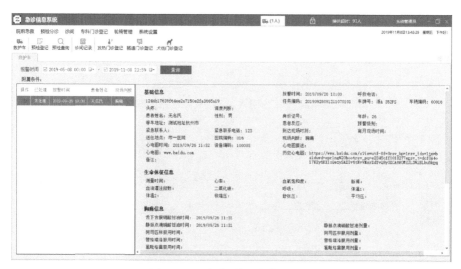

图 4-1-6 院前-救护车信息界面

2.院前-院内交接单

（1）患者由 120 急救车送入时，120 医生在平板电脑或 PDA 端即（personal digital assisstant，个人数码助理，又称掌上电脑）填写急诊患者院前-院内交接单。提交后自动保存在急诊分诊系统院前急救里，界面如图 4-1-7 所示。

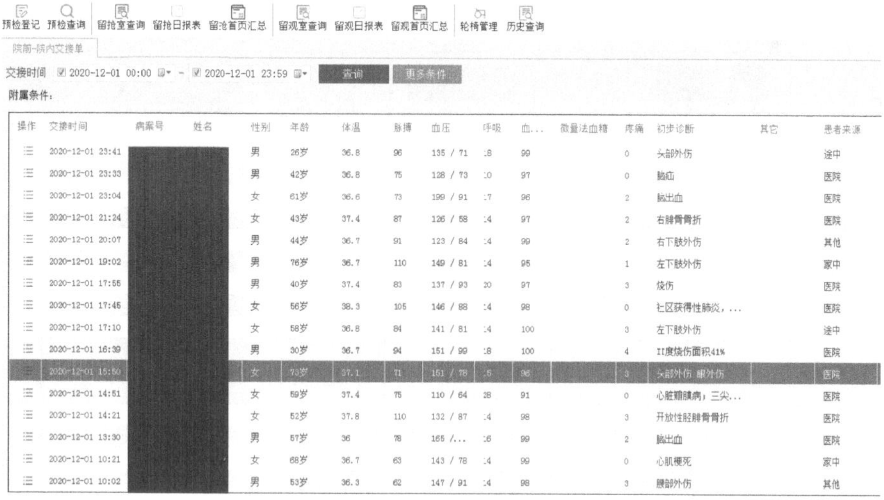

图 4-1-7 院前-院内交接单查询界面

（2）预检护士双击进入该患者交接单界面，点击【关联预检】，自动弹出患者的预检信息，预检护士选中即可进行关联，并完成签名。操作简便，节约分诊时间。编辑界面如图 4-1-8 所示。

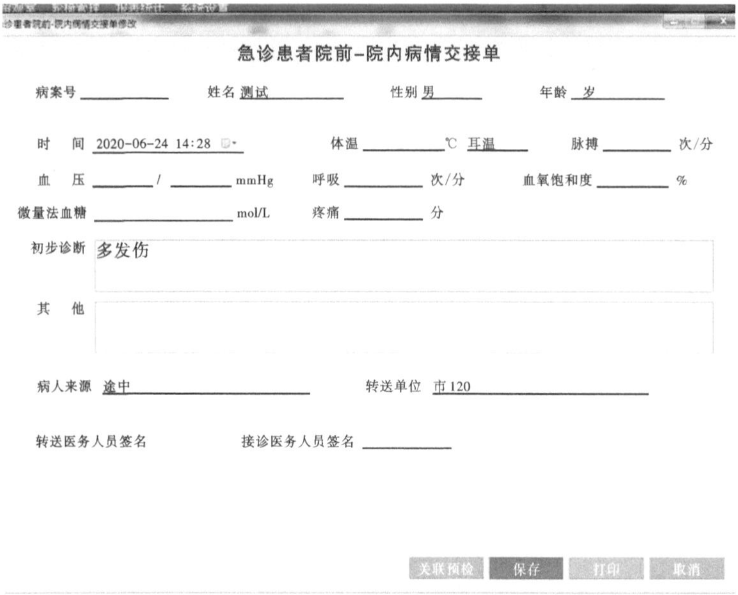

图4-1-8 急诊患者院前-院内病情交接单登记界面

（3）点击【打印】出现预览界面,预览无误后点击左上角的【打印】按钮即可实现打印,预览界面如图4-1-9所示。

急诊患者院前-院内病情交接单

姓　名	████	病案号	████	性　别	女	年　龄	84岁
时间即生命体征	交接时间:2020-09-09　06:33 体温:36.7℃　　脉搏:65次/分 血压:130/70 mmHg　呼吸:17次/分 血氧饱和度:99%　疼痛评分:0分						
初步诊断	脑血管意外?						

其他			
病人来源	医院	转送单位	市120
	转送医务人员		接诊医务人员
签名			

图4-1-9　急诊患者院前-院内病情交接单打印预览界面

(二)预检登记

(1)通过预检登记界面主要完成患者基本信息、生命体征、患者主诉症状及其他相关信息的录入并自动计算出患者的病情严重等级。预检登记界面如图4-1-10所示。

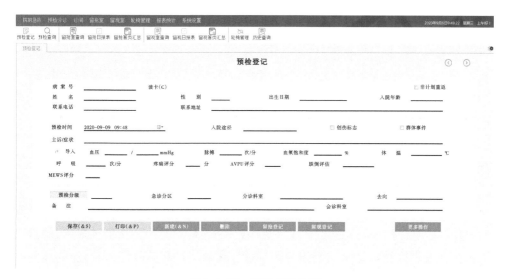

图4-1-10　预检登记界面

(2)预检登记界面。支持成人、妊娠期妇女及儿童患者的预检分诊,系统根据年龄、性别及月经史自动识别患者类型,具体触发条件与患者类型对照如表4-1-1所示。

表4-1-1　患者类型与触发条件对照表

患者类型	条件
儿童	入院年龄＜14岁的患者
妊娠期妇女	性别为女且月经史为妊娠状态的患者
成人	其他所有患者

(3)患者基本身份信息:首先录入病案号,敲击回车键后系统会自动获取患者的基本信息,包括姓名、性别、出生日期、入院年龄、联系电话、联系地址。患者基本信息获取完整之后,接下来按照信息的录入顺序依次录入患者其他信息。

(4)创伤标志。

1)勾选创伤标志,自动弹出如图4-1-11所示的界面。

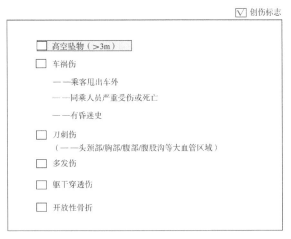

图4-1-11　创伤标志录入界面

2)选择【创伤机制】后,回车完成创伤内容的输入。勾选的创伤内容项会写入主诉/症状之中。勾选创伤标志后,体征录入项将增加【GCS评分】录入框及【RTS评分】自动计算框。

(3)群体事件

1)当出现如食物中毒、打群架、车祸等因事件原因入院诊治的患者时,可对他们进行群体事件标记。勾选群体事件后,若为半小时内首次勾选群体事件,则系统弹出事件编辑界面以选择或创建群体事件。如创建过群体事件,则勾选群体事件时默认关联该群体事件。群体事件编辑界面如图4-1-12所示。

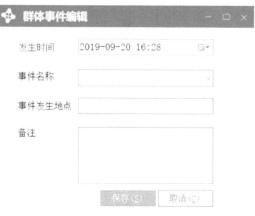

图4-1-12 群体事件编辑界面

2)在完成录入【事件名称】、【事件发生地点】、【备注】后点击"保存"即可完成群体事件的创建,其中【事件名称】支持下拉选择。针对常用的事件名称可在【系统设置】—【字典配置】—【常用群体事件名称】中进行维护,维护后即可在下拉框中进行选择。群体事件可在【预检分诊】—【群体事件查询】中查看,亦可在查询界面中修改、创建群体事件并增加或解除对已分诊患者的事件关联。

(4)主诉/症状

1)进入【主诉/症状】输入框后,程序会弹出主诉/症状的输入窗口,界面如图4-1-13所示。

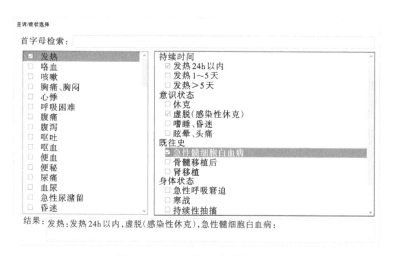

图4-1-13 主诉/症状检索界面

2)可通过拼音首字母检索左侧的症状内容,快速找到相关主诉/症状。选中主诉/症状,右侧会出现该症状的相关危急征象指标选择项,选中相关危急征象指标后,选择的内容会出现在下面的结果栏里。如果主诉/症状无须从症状库中选择的话,可按"ESC"键取消,直接通过键盘进行主诉/症状的输入。

(5)基本生命体征:预检护士为患者测量生命体征后,可通过【导入】键一键导入收缩压、舒张压、脉搏、血氧饱和度。既确保数据准确性,又可以简化预检护士操作,为预检分诊节约时间。

(6)疼痛评分:疼痛评分依据不同患者类型集成了多种评估方法,可根据不同患者、不同情况有针对性地选择合适的评估方式,进一步提升评估的准确度。具体评估方法见表4-1-2。

表4-1-2 疼痛评分评估方法表

	NRS	NRS
常规	wong-Bank 面部表情量表法	NRS: 0 1 2 3 4 5 6 7 8 9 10 wong-Bank 面部表情量表法: 无痛 轻微疼痛 轻重度疼痛 中重度疼痛 重度疼痛 剧烈疼痛
插管或者意识丧失患者	疼痛观察工具(CPOT)	疼痛观察工具(CPOT) 项目 / 0分 / 1分 / 2分 面部表情 / 脸部肌肉放松 / 脸部肌肉紧张、皱眉、眼轮匝肌紧固 / 经常或一直皱眉、眼轮匝肌紧固、眼睑紧 身体运动 / 完全无运动(无运动) / 缓慢地运动、触摸痛点、通过运动寻求帮助 / 拽管、试图坐起、捶打、撞击床位 肌张力(对上肢被动伸屈的评估) / 对被动运动无抵抗(放松) / 对被动运动有抵抗(紧张、僵硬) / 对被动运动强烈抵抗并不能停止 机械通气的顺应(插管患者) / 未报警,机械通气顺畅(可耐受机械通气) / 自主呼吸报警(呛咳但可耐受) / 与呼吸机不同步,抵抗机械通气,频繁报警 发声(拔管患者) / 言语正常或无异常发声 / 偶然发出呻吟声、哼声,哭泣或呻吟 / 频繁或持续地发出呻吟声、哼声,哭泣或嗷泣 总分:
0~7岁患儿	行为学FLACC 评估量表	行为学FLACC评估量表 项目 / 0分 / 1分 / 2分 Face(脸) / 微笑无特殊表情 / 偶尔出现痛苦表情,皱眉 / 烦躁或哭闹 Leg(腿) / 放松或保持平常的姿势 / 不安、紧张,维持于不舒服的姿势 / 踢腿或腿部拖动 Activity(活动度) / 安静躺着,正常体位或轻松活动 / 扭动,翻来覆去,紧张 / 身体痉挛,呈弓形,僵硬 Cry(哭闹) / 不哭(清醒或睡眠中) / 呻吟,啜泣,偶尔诉痛 / 一直哭诉、尖叫,经常诉痛 Consolability(安慰性) / 满足、放松 / / 难以被安慰 总分:

其中,疼痛观察工具(critical-care pain observation tool,CPOT)和行为学(face-legs-activity-cry-consolability,FLACC)评估量表为量化表格录入模式,待选中项目四周边框加粗,通过键盘方向键可以在表格中移动,选中单元格呈蓝色背景,未选中单元格呈白色背景。系统依据选中项会自动计算总分,评估完成后敲击

回车键即可返回预检登记界面,继续执行其他预检登记操作。患者类型为儿童时,系统会自动增加"PEWS评分"项目,操作方法同"FLACC评估量表"。

(7)意识评分(AVPU评分):根据患者的反应情况选择相应的选项即可。AVPU评分表如下。

1 A反应敏捷

2 V对声音刺激有反应

3 P对疼痛刺激有反应

4 U无反应

(8)跌倒的评估

1)对急诊的每个患者都需要进行跌倒的评估,点击"跌倒评估",自动弹出"急诊患者跌倒/坠床危险因素评估量表",勾选相关选项即可,如图4-1-14所示。

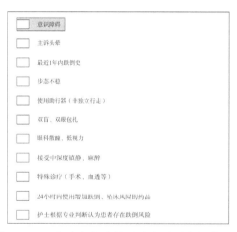

图4-1-14 急诊患者跌倒/坠床危险因素评估量表

2)防跌措施在跌倒评估为高危时录入,选中跌倒评估表中任一项目,则系统默认该患者为高危跌倒患者,会自动弹出防跌措施,如图4-1-15所示,选中相应的宣教内容和为患者提供的辅助工具即可。

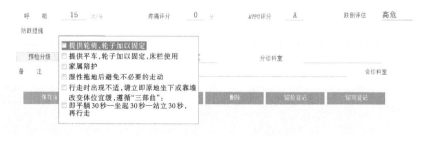

图4-1-15 防跌措施

(9)MEWS评分和RTS(revised trauma score)评分及月经史：系统将在满足条件时根据现有数据自动计算MEWS评分、RTS评分。在此界面中，存在部分动态加载体征项，如当性别选择【男】之后，月经史不可输入；RTS创伤标志勾选之后系统会自动计算等，具体可参见表4-1-3。

表4-1-3　动态体征对照与触发条件表

名称	描述	触发条件
CRT	血块收缩试验，单位为秒(s)，一般与血小板的数量有关	儿童(年龄小于14岁)
PEWS	儿童早期预警评分	儿童(年龄小于14岁)
GCS评分	格拉斯哥昏迷指数的评估，其中有睁眼反应(E)、语言反应(V)和肢体运动(M)三个方面。其三个方面的分数加总即为昏迷指数。 昏迷指数是医学上评估患者昏迷程度的指标，现今用得最广的是格拉斯哥昏迷指数	创伤标志勾选
RTS评分	修正(改良)创伤评分	创伤标志勾选
月经史		性别选择为非男性
阴道流血量		月经史选择"妊娠状态"
月经量		月经史选择"妊娠状态"
宫缩频率		月经史选择"妊娠状态"
MEWS评分	成人早期预警评估	非儿童(年龄大于等于14岁)
跌倒措施		跌倒评估中有勾选项(跌倒评估结果为"高危")

(10)分级与分区：根据上述填写内容，系统会根据单项客观指标、危急征象指标、生命体征数据等给出系统分级，预检护士根据获得的信息，综合判断，确定预检分级。当预检分级确定之后，系统会根据分级配置信息中的急诊分区规则自动填写分区，这一功能将进一步提升操作效率，简化操作步骤。

(11)预检登记界面上的其他功能：当所有输入项完成输入之后，点击【保存】则完成预检登记。保存完成之后，点击【打印】，打印分诊标签。【向前】【向后】展示当天当前数据的前一条数据和后一条数据。点击【留抢登记】按钮，界面会跳转到留抢登记界面，创建该患者的留抢登记记录。点击【留观登记】按钮，界面会跳转到留观界面，创建该患者的留观记录。点击【更多操作】按钮，可对当前患者查看诊间数据、记录诊间数据、打印病案首页、查看院内时间轴等功能。预检登记界面数据完整录入后如图4-1-16所示。

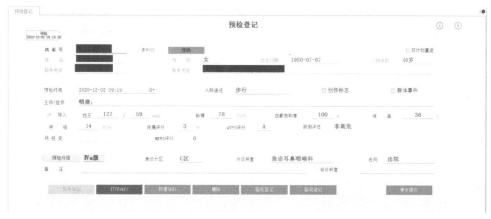

图4-1-16　预检登记界面完整数据录入图

4.发热筛查登记和查询

（1）通过发热筛查登记可对有发热症状的患者进行筛查与登记，界面支持全键盘操作。在病案号处录入病案号后敲击回车，系统会自动获得患者的基本信息，包括姓名、性别、出生日期、入院年龄、联系电话、地址，并展示在界面相应位置处。登记时间默认为当前时间，录入体温后点击"保存"即可保存对当前患者的发热筛查登记。发热筛查登记界面如图4-1-17所示。

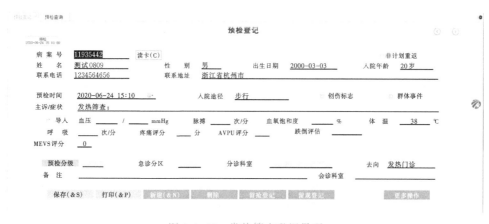

图4-1-17　发热筛查登记界面

（2）发热筛查登记的记录可在"发热筛查查询"中查看。页面支持条件查询并支持对数据记录进行打印。选中并双击记录将跳转到该条记录的发热筛查登记界面，可对该条发热筛查登记记录进行修改、删除等操作。点击记录左侧的操作可通过在弹窗中选择"修改""删除"执行相应的操作。发热筛查查询界面如图4-1-18所示。

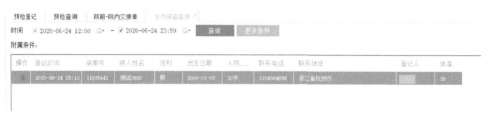

图4-1-18 发热筛查查询界面

5.肠道筛查登记和查询

(1)通过肠道筛查登记可对有潜在肠道传染疾病的患者进行筛查与登记操作，肠道筛查登记界面如图4-1-19所示。

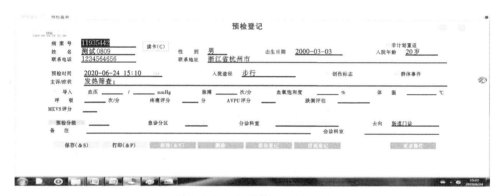

图4-1-19 肠道筛查登记界面

(2)肠道筛查查询布局和功能同发热筛查查询，支持条件查询并打印。肠道筛查查询界面如图4-1-20所示。

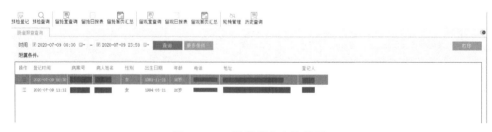

图4-1-20 肠道筛查查询界面

6.预检查询

预检查询界面如图4-1-21所示。

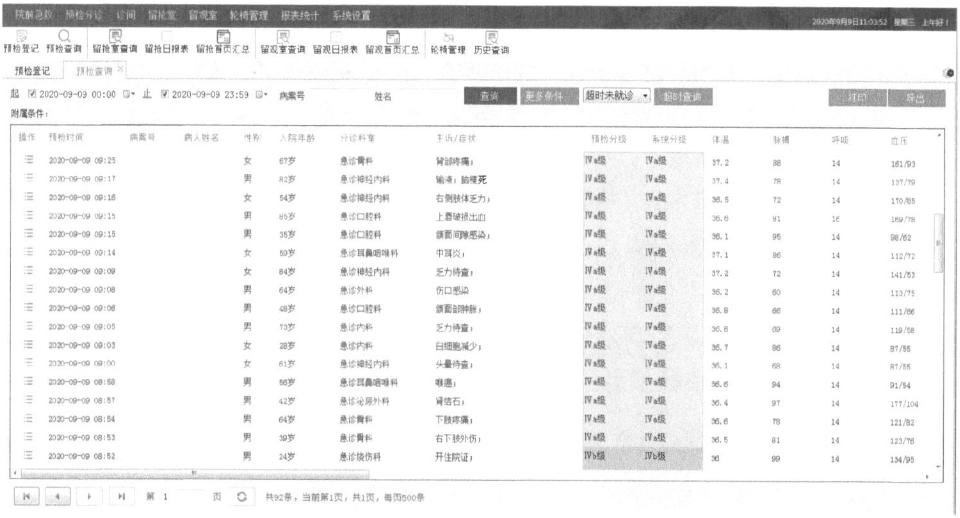

图4-1-21 预检查询界面

通过预检界面可根据条件查询符合条件的预检记录。对简单的查询条件,选择预检登记时间的起始时间来进行查询。同时,预检查询支持自定义条件查询,使查询更加精准,点击【确定】之后将根据自定义条件得到对应的结果。查询的结果支持导出为Excel表格。其界面如图4-1-22所示。

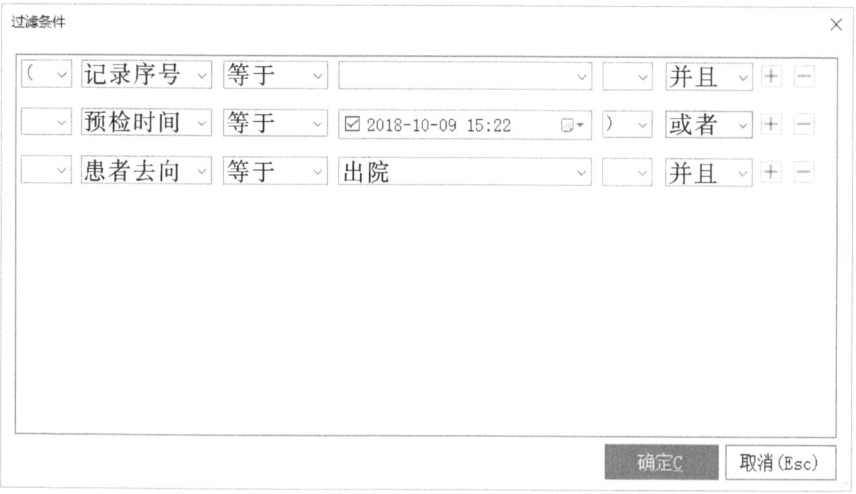

图4-1-22 预检查询过滤条件录入界面

为加快页面载入速度,当查询结果记录大于100条时,系统一页仅展示100条数据,可通过页面下方的向前、向后按钮或输入页码进行相应页面的数据展示。

选中某条记录并双击鼠标,可对该记录执行修改、删除、留抢登记、留观登记等预检登记支持的操作。选中某条记录并点击【操作】列,将会弹出菜单。菜单中支持:跳转到当前记录预检登记界面、挂号关联、记录诊间数据、查看诊间记录、留抢登记、留观登记、打印病案首页、查看院内时间轴等功能。

7.群体事件查询

(1)群体事件查询界面:群体事件查询是对群体事件的综合管理平台,在预检分诊界面创建的群体事件将在这里进行展示和管理。群体事件查询界面分为左、右两部分。左侧是对事件的管理,展示了群体事件的发生时间、事件名称、发生地点、备注等信息,点击某条事件记录的【操作】项,可在弹出菜单中对该事件执行以下操作:修改、删除及关联患者。群体事件查询界面如图4-1-23所示。

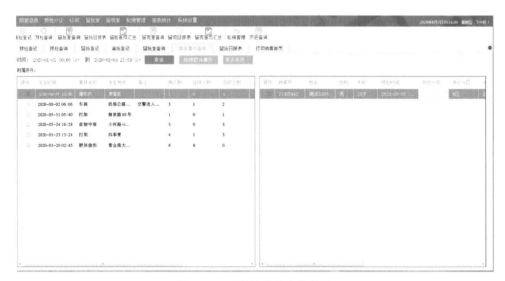

图4-1-23　群体事件查询界面

(2)关联群体事件患者

1)为节省预检分诊时间,对于群体事件中的患者,在预检分诊时,可只做群体事件的标记,而不填写发生时间、事件名称等具体信息。在完成分诊后,进入群体事件查询界面,点击【新建群体事件】按钮,将弹出新建界面,待群体事件新建完成后,可通过该事件左侧的【操作】按钮选择【关联患者】,将会弹出患者选择界面,选中相关患者,完成群体事件的关联,如图4-1-24所示。

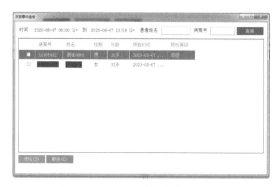

图 4-1-24　关联群体事件患者界面

2）通过关联界面可根据时间、姓名、病案号等条件单一或联合查询满足条件的所有待关联患者，包括预检登记界面勾选了群体事件标志但未关联群体事件的患者、群体事件查询界面事件关联患者列表中手动删除后未重新关联事件的患者。右侧是对事件关联患者的展示与管理界面。鼠标点击左侧的某条群体事件记录，右侧列表中会罗列展示出该群体事件中关联的所有患者，点击界面中某记录左侧的【操作】按钮，可选择弹出菜单中的【删除患者】，将该患者与该群体事件解除关联关系，确认后该患者将不再出现在该群体事件对应的关联患者列表之中。但该患者仍具有群体事件标志，其状态为待关联状态。

8.诊间

（1）诊间记录：诊间记录用于对诊间患者的管理，便于诊间护士及时评估和记录诊间患者的生命体征及护理措施。诊间记录界面如图4 1 25所示。

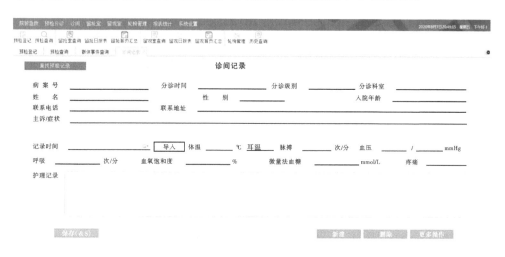

图 4-1-25　诊间登记界面

（2）诊间患者列表：诊间患者列表记录了去向为诊疗室的所有患者信息，点击左侧的【操作】，可对当前患者记录诊间数据、查看诊间数据、查看预检记录、留抢登记、留观登记等操作。诊间患者列表界面如图4-1-26所示。

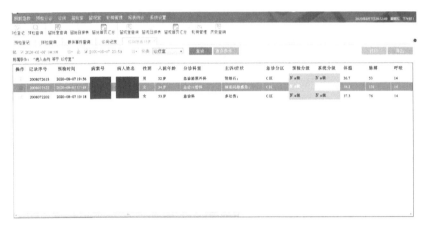

图4-1-26　诊间患者列表界面

（3）诊间记录列表：诊间记录列表展示了诊间登记的记录信息，选中患者记录信息，点击右上角【新建】按钮，将跳转到诊间记录界面，可对当前选中患者新建一条诊间记录登记。点击左侧的【操作】，可对当前诊间记录执行修改、删除或对当前患者执行以下操作：留抢登记、留观登记、查看预检信息、打印病案首页、查看院内时间轴。诊间记录列表界面如图4-1-27所示。

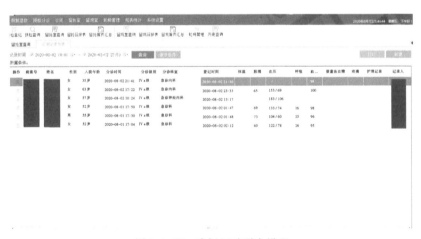

图4-1-27　诊间记录列表界面

9.犬伤门诊登记和查询

（1）犬伤门诊登记：界面如图4-1-28所示。

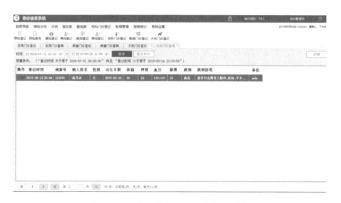

图4-1-28　犬伤门诊登记界面

（2）犬伤门诊查询：犬伤门诊查询界面如图4-1-29所示。

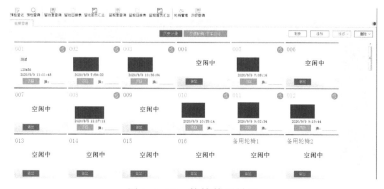

图4-1-29　犬伤门诊查询界面

10.轮椅管理

通过轮椅管理实现对急诊科室轮椅的添加、删除、维修、借出、还回、恢复使用等管理功能。主界面如图4-1-30所示。

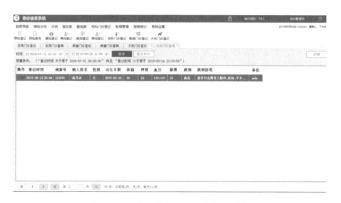

图4-1-30　轮椅管理界面

（1）借出轮椅：点击【借出】按钮，弹出如图4-1-31所示的界面，选择出借时间，输入病案号后，患者姓名及联系电话会自动导入，点击【确认】即可完成轮椅的借出。

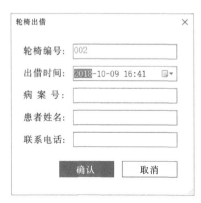

图4-1-31 轮椅出借界面

（2）历史记录：轮椅的借用记录可在历史查询页面中进行查看，界面如图4-1-32所示。

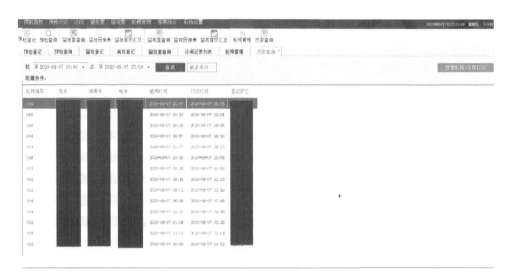

图4-1-32 轮椅管理-历史查询界面

三、智能数据库

报表统计分为表格与柱状图两部分，依据不同的统计维度将生成不同的统计报表，下面对不同报表进行阐述。

(一)科室流量统计

科室流量统计功能可统计某段时间内各急诊科室患者人数。支持结果的打印和导出。界面如图4-1-33所示。

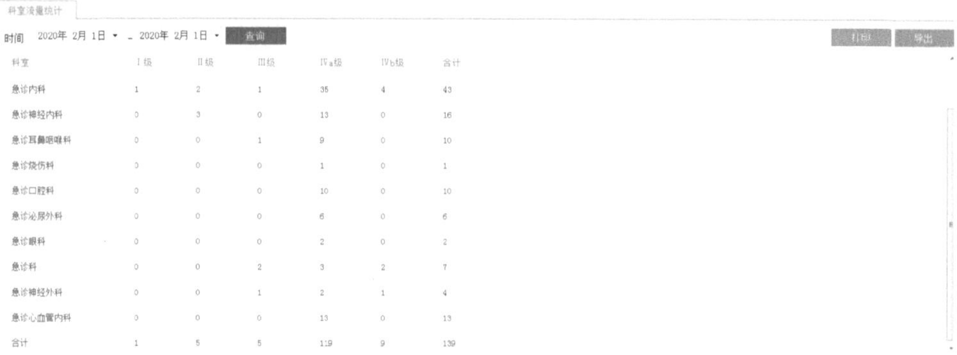

科室流量统计

时间 2020年 2月 1日 - 2020年 2月 1日 查询 打印 导出

科室	Ⅰ级	Ⅱ级	Ⅲ级	Ⅳa级	Ⅳb级	合计
急诊内科	1	2	1	35	4	43
急诊神经内科	0	3	0	13	0	16
急诊耳鼻咽喉科	0	0	1	9	0	10
急诊烧伤科	0	0	0	1	0	1
急诊口腔科	0	0	0	10	0	10
急诊泌尿外科	0	0	0	6	0	6
急诊眼科	0	0	0	2	0	2
急诊科	0	0	2	3	2	7
急诊神经外科	0	0	1	2	1	4
急诊心血管内科	0	0	0	13	0	13
合计	1	5	5	119	9	139

图4-1-33　科室流量统计图

(二)去向流量统计

去向流量统计功能可统计某段时间内预检患者去向人数。支持结果的打印和导出。界面如图4-1-34所示。

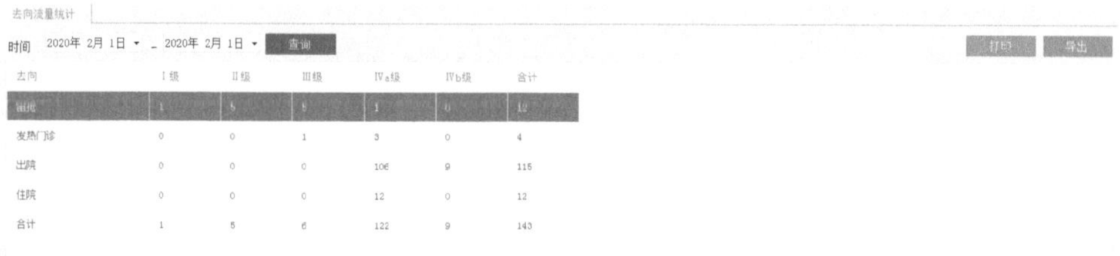

去向流量统计

时间 2020年 2月 1日 - 2020年 2月 1日 查询 打印 导出

去向	Ⅰ级	Ⅱ级	Ⅲ级	Ⅳa级	Ⅳb级	合计
留观	1	5	5	1	0	12
发热门诊	0	0	1	3	0	4
出院	0	0	0	106	9	115
住院	0	0	0	12	0	12
合计	1	5	6	122	9	143

图4-1-34　去向流量统计图

(三)急诊总量统计

急诊总量统计功能可统计某天或某月各急诊科室患者人数,支持结果的打印和导出。界面如图4-1-35所示。

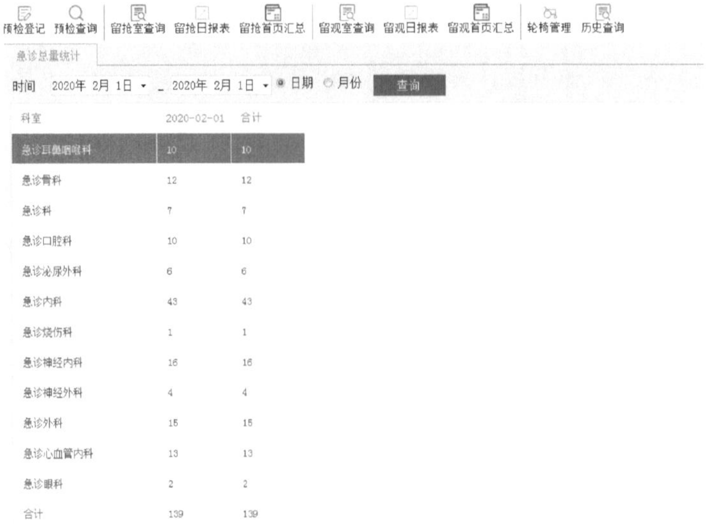

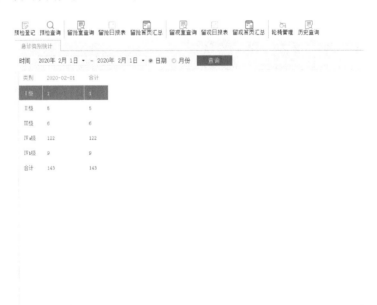

图 4-1-35　急诊总量统计图

(四)急诊类别统计

急诊类别统计功能可统计某天或某月各预检分诊等级患者人数,支持结果的打印和导出。界面如图 4-1-36 所示。

图 4-1-36　急诊类别统计图

（五）病情数量统计

病情数量统计功能可统计某段时间内各病情症状的患者人数,支持结果的打印和导出。界面如图4-1-37所示。

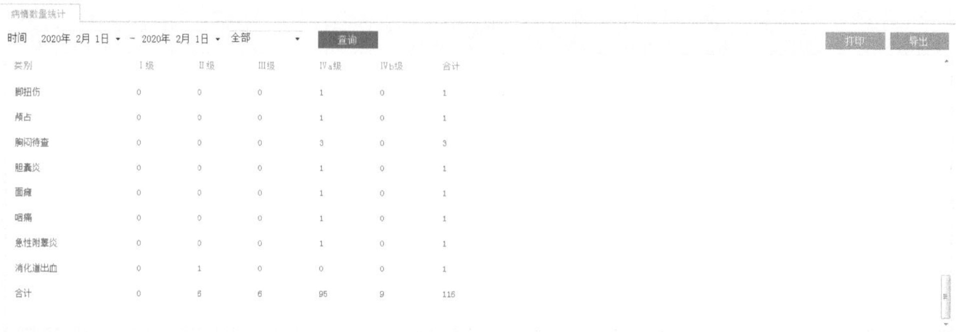

类别	I级	II级	III级	IVa级	IVb级	合计
脚扭伤	0	0	0	1	0	1
痛占	0	0	0	1	0	1
胸闷待查	0	0	0	3	0	3
粗囊炎	0	0	0	1	0	1
面瘫	0	0	0	1	0	1
咽喉	0	0	0	1	0	1
急性附睾炎	0	0	0	1	0	1
消化道出血	0	1	0	0	0	1
合计	0	8	6	96	9	116

图4-1-37 病情数量统计图

（六）月急诊人数

月急诊人数展示各个月份接治的急诊患者人数,并以图表的形式展示出来,如图4-1-38所示。

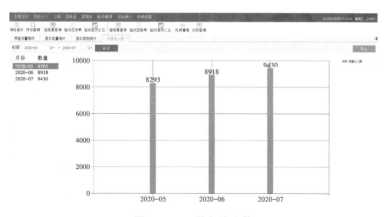

图4-1-38 月急诊人数

（七）急诊患者趋势图

急诊患者趋势图展示某段时间内急诊接治人数的曲线图,如图4-1-39所示。

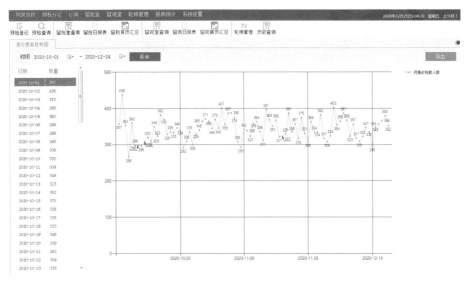

图 4-1-39 急诊患者趋势图

(八)急诊各患者比例

急诊各患者比例展示某段时间范围内各分级急诊患者的比例,如图 4-1-40 所示。

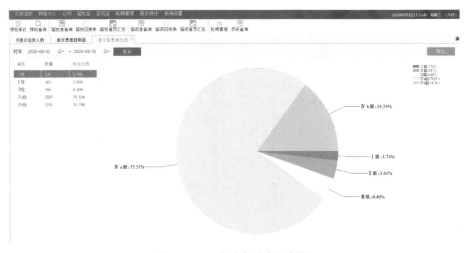

图 4-1-40 急诊各患者比例图

(九)院内时间轴

院内时间轴模块以时间为主线,将患者在急诊科的完整流转路径进行记录。通过时间的贯穿,能直观展现患者的病情发展与去向,具有重要意义。界面如图 4-1-41 所示。

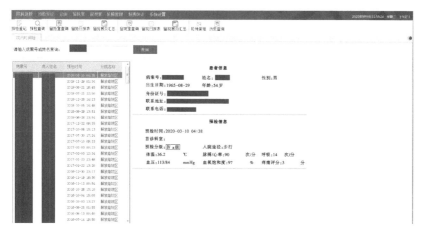

图4-1-41　院内时间轴

（十）急诊预检人次统计

急诊预检人次统计功能可统计出时间范围内每月每个等级的患者人数及所占比例，支持打印，打印模板可在系统设置——报表打印模板中进行配置。界面如图4-1-42所示。

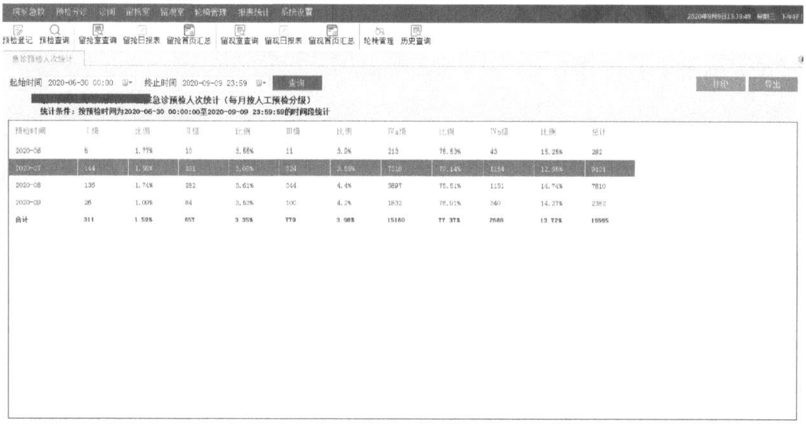

图4-1-42　急诊预检人次统计界面

（十一）急诊预检人次分科统计

急诊预检人次分科统计在急诊预检人次统计的基础上增加了科室维度的细分。在每个科室内可进一步细分急诊人次与会诊人次，十分细致地展示了每一日每一个科室急诊与会诊的人数，对工作量、人流量等数据统计具有重要的意义。界面如图4-1-43所示。

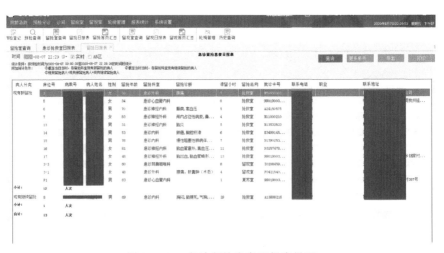

图 4-1-43　急诊预检人次分科统计界面

(十二)急诊留抢患者日报表

急诊留抢患者日报表是反映实时或某个时间段抢救室的患者人数的报表。急诊留抢患者日报表如图4-1-44所示。

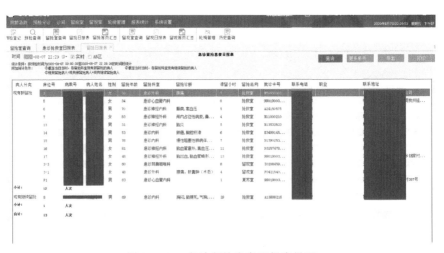

图 4-1-44　急诊留抢患者日报表界面

(十三)每日离抢滞留统计

每日离抢滞留统计表中可查询离抢患者在急诊的滞留时间、去向及科室,如图4-1-45所示。

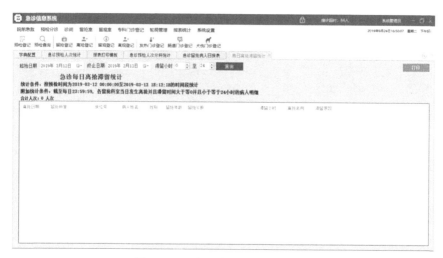

图4-1-45 每日离抢滞留统计界面

(十四)急诊留观病案首页汇总查询

通过急诊留观病案首页汇总查询可集中查询离观患者的相关信息,如图4-1-46所示。

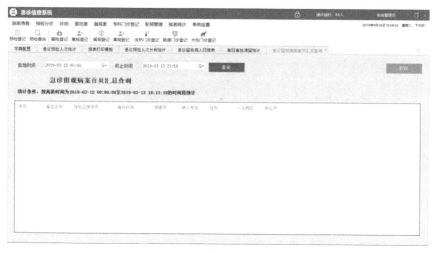

图4-1-46 急诊留观病案首页汇总查询界面

(十五)急诊抢救工作报表

急诊抢救工作报表界面如图4-1-47所示。

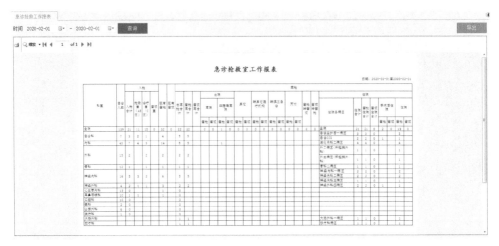

图 4-1-47　急诊抢救室工作报表

（十六）患者平均就诊等待时间统计

患者平均就诊等待时间统计如图 4-1-48 所示。

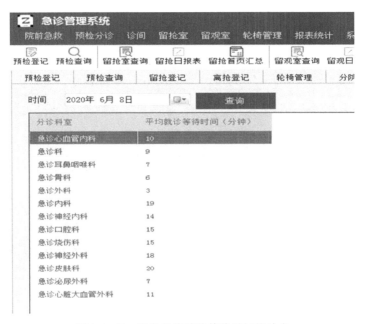

图 4-1-48　患者平均就诊等待时间统计表

(十七)急诊抢救室日报表

可以快速查询所选日期内各个区域的留抢、离抢量和手术量,以及在抢救室的平均滞留时间,如图4-1-49所示。

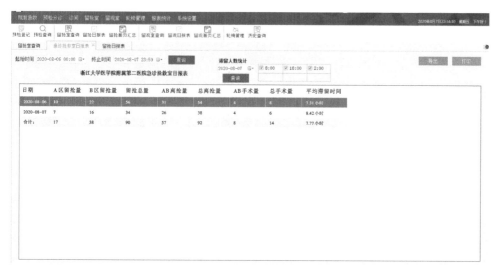

图4-1-49　急诊抢救室日报表

(十八)床位利用率

床位利用率如图4-1-50所示。

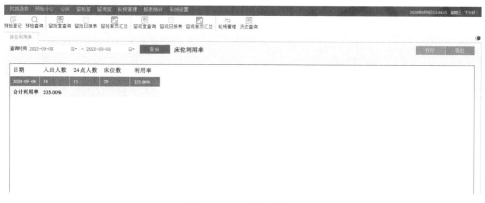

图4-1-50　床位利用率

第二节 5G智慧急诊预检分诊

一、5G模式急诊预检分诊

随着当前我国人口继续缓慢增长,社会老龄化进程加速,人群疾病谱改变,社会活动日益增加,人为和自然灾害事件增多,慢性病急性加重和急性疾病发生的机会增加,加上国家在医疗保障上的投入不断增加,人民群众对急诊医疗服务数量和质量需求的持续增加。在此挑战与机遇并存的契机下,也促使全国急诊同仁们积极思考如何加快学科的发展。善于借助各种先进的技术,是发展急诊学科的有效途径之一。

急危重症患者对救治时效性的要求很高,要尽可能缩短发病至确定性救治的时间。理想的急救状态:第一时间识别急性发病,开展有效的现场自救或他救,联系救护车尽快到达现场;救护人员予以专业的院前急救评估和处理,同步联系医院做好急救准备,将预检分诊前移,然后尽快将患者转送到医院救治。这对于心脏骤停、急性缺血性脑卒中、ST段抬高型急性心肌梗死、严重创伤等高度时间依赖性疾病的救治尤为重要。

(一)5G概述

5G是5th-Generation的英文缩写,指第五代移动电话通信标准,是现有4G通信技术的延伸。5G作为新一代移动通信技术,具备高速率、低时延、大连接三大特点,可用于增强型移动宽带、低时延高可靠通信、大规模物联网三大类应用场景,将极大地改变世界。我国在5G发展方面处于世界领先地位。2019年6月6日工信部正式向中国电信、中国移动、中国联通、中国广电发放5G商用牌照,各大运营商已在国内多个城市展开5G商业应用和探索研究,包括在医学领域的探索。

(二)5G助力急诊医疗护理服务的提升

宏观层面的急诊医疗护理服务体系包括针对人群慢性疾病的日常监测、急性发作的早期预警、急救智能响应与调度、现场和救护车急救、院内急诊、ICU监护治疗、普通病房治疗、康复治疗、出院后日常监测与随访。5G技术可以很好地融合到上述急诊医疗服务流程的每个环节,并将极大地甚至完全改变急诊医疗护理服务的模式和质量,从而能够更好地促进急诊学科的发展、体现学科的价值。我国从2018年开始各地陆续报道5G在急诊应用的尝试,最早由浙江大学医学院附属第二医院联合央广网推出的国内首台5G救护车亮相世界互联网大会,将院前急救、院前转运、院内分诊紧密联合在一起,开创了首个 5G 远程急诊绿色通道;之后,湖北、广东、上海、山西等相继出现了以远程急救、智慧医疗为主题的互联网项目,尤其针对急性胸痛、缺血性脑卒中、突发公共卫生事件等形成了较为成熟的急救网络与系统,促进院前急救与院内救治的无缝连接。

(三)智能化急救预警服务

居家监测的数据通过 5G 网络可以实时上传到云端;结合既往健康资料,云智能计算后自动进行初步诊断、急救分级预警,同时通知到家人、社区医师和急救中心等,结合地理信息系统、医院服务状态和距离、道路交通状况,自动指派合适的救护车、目的医院;院内的急诊预检护士能通过手机终端、院前调度系统自动接收到转送信息,并且可以通过实时资料传递提早了解急诊患者主诉与症状;院前急救车也会同步提供实时生命体征甚至直接连线通话,为急诊预检护士快速评估、分级分诊提供理论依据与技术支持。

(四)智能人脸身份识别

在提升急诊护理服务角度方面,院内急诊的首要环节就是预检分诊。现在依托人脸识别等技术已经有较多医疗机构实现人脸识别双重身份核对。在患者未携带相关证件或特定紧急情况下,人脸识别技术通过自主扫描患者面部即能快速识别患者身份,并且与智能化的预检分诊系统共享数据,提高分诊效率。

(五)5G 预检台设计

传统的急诊预检台布局中对于监护设备、操作台、等候区域都有所要求。随着智能化预检信息系统的不断普及,大部分医疗机构尤其是三级甲等综合性医院都已经使用比较成熟的预检分诊系统来帮助预检护士分级分诊以及指导就诊。患者到达急诊预检台后,预检护士通过智能化急诊预检分诊信息化系统采用分诊评估工具,对患者的信息包括患者一般信息和分诊相关信息进行评估。一般资料通过病案号扫描自动导入,包括患者姓名、性别、年龄、身份证号、联系方式等。分诊相关信息包括预检分诊时间、主诉/症状等。另外,预检台备有体温计、便携式多功能监护仪,对患者的心率、呼吸、血压和血氧饱和度测量,同时进行疼痛评分、意识评估并输入信息系统,录入入院途径、分诊级别、分科、患者去向等。现阶段,基于语音试验云平台,建立无线语音传输网,可以通过语音传导方法将患者主诉直接转化为标准库主诉与症状,同时借助生命体征自动导入模块(分诊监护仪在目前 5G技术下,可以实现远程各种仪器设备的定位、信息的传递与整合,免去有线传输的约束,连续保留监测治疗的信息,如在预检台为急诊患者测量生命体征或进行单项客观指标评估时分诊监护仪就可以将相关信息自动无线传输到预检系统,省去预检护士手工录入或导入步骤,避免出现差错环节)。目前,市场中已经出现类似产品,能够从患者进入急诊大厅自动捕捉患者步态、面部表情。目前,在预检分诊时,这些患者的自主表现能够与主诉症状里的数据库相关联,提示预检护士患者当前可能存在的一些问题,提高预检能力与预检符合率。

(六)人工智能大数据辅助分诊决策

在真实临床世界中,患者的症状和体征并非如教科书那样典型,常常存在多种合并疾病状态,这使得症状或体征存在相互重叠与干扰,鉴别这些具有重叠性的关系,依靠的不仅仅是标准的主诉体征、危急征象指标等的描述,更多时候需要有经验的医护人员在长期的实践中累积的有关诊断的直觉,即对"隐性知识"的提取能力。2008年出现了下一代互联网——语义网的概念。他们认为,互联网中的所有信息都是基于本体来描述的,都具备一定的结构,这些结构的语义可以使用本体来描述。本体描述了特定领域(领域本体)或所有领域(通用本体)中的概念以及概念之间的关联关系,并且这些概念和关系是明确的、被共同认可的。当信息结构化并且具备语义后,计算机就能完成概念网的定位,从而理解其含义。在辅助诊断技术开发中,建立起恰当的临床场景(患者的主要症状、体征)——诊断方向的映射。要确定机器能够正确理解自然语言,即计算机是否正确理解了提问者的意图,依然是人工智能研究领域中最具挑战性的难题之一。到目前为止,自然语言理解主要有两个定义,一个是基于表示的,一个是基于行为的。对于前者,比如一名分诊护士在预检分诊决策中提到了"腹部反跳痛",计算机若能将这个概念联系到经过医学训练的人所能联想的一系列相关概念(如压痛、腹部、按压、腹膜刺激征等),那么就可以认为计算机制解了"腹部反跳痛"的概念。而对于后者,如果给定一段典型的急性腹膜炎的病案,计算机按照类似人的思维模式判断出"这段文字描述的是急性腹膜炎"甚至进而判断出"需要进一步做相应的生化和影像学检查",就可以认为计算机制解了上述语句的意思。所以目前已有部分智能化分诊系统基于人工智能构建相应的主诉、症状库,并配合患者主诉时语音语调、面部表情等;智能化匹配预检分诊标准中的危急征象指标内容或病情轻重缓急,给予比传统信息化分诊系统更加智能的分级建议,保障患者安全。

二、双5G智能分诊展望

从1G开始,无线通信技术已经历了五个代际,走向了以独立组网(stand alone,SA)为关键特征的5G时代;与此类似的是,固定通信技术也发展到了第五代,以 10G PON、Wi-Fi 6、OXC等技术为关键特征的F5G时代。形象一点来说,无线的5G是天上一张网,而F5G则是地下一张网,光联万物,真正开启万物互联新时代。5G面向海量的物物相连,实现高清视频、AR/VR、无人机等场景的应用;F5G聚焦于固定连接场景,可应用于数据中心、天眼监控、未来社区、智慧家庭等应用场景。5G+F5G的组合,实现了"双5G"到任何物体与空间。

通过双5G的不断发展,城市普及天眼监控与市民个人健康数据相关联。在发生一些突发事件时,通过监控探头人脸识别技术能够直接调取患者既往信息,通知家属并拨打急救电话,通知最近的院前院内急救系统。同时随着社区全科管理、慢病管理、老年护理等行业的不断完善与兴起,智能化的居家照护系统也能更好地在家庭成员突发疾病时及时通知医护人员,尤其是针对需要时间窗管理的流程患者,争取最短的时间内识别意外的发生,并通过一些可视设备远程进行急救问诊、评估,能更精准地为后续判断、诊治以及转送提供依据,也更利于院内急诊预检护士提早建立信息,开通绿色通道,超前预检分诊。当患者达到急诊室后,智能分诊系统同样通过急诊表情、步态人工智能分析,联网患者既往疾病史、手术史、用药史等,通过主诉及查体,提示给预检护士最具可能性的一种或数种情况,结合系统中的分级标准,匹配预检的分级及区域。在预检护士结束分诊,患者候诊开始,系统自动将患者信息输送至医生诊间系统,同时开始候诊时间计时。医生在接诊后也能共享预检信息。AI系统能给出相应诊断提示,并给出必要辅助检查建议。

在双5G不断发展演变中,我们设想同步捕捉并建立各区域级别医疗机构急诊预检分诊图库,包括患者表情库、疼痛库、行走步态及语调等综合数据库,不断完善相应的人工智能判断的精准程度。在现阶段急诊资源相对紧张的就诊模式中,预检护士利用双5G系统将预检前移,甚至今后发展为个体化急诊预检分诊,利用全息投影技术,模拟急诊预检护士到院前,直接进行分诊,按分级及疾病严重程度安排转运。转运过程中,急诊医生通过远程B超、VR眼镜超前接诊,初步诊断,为后续患者的救治缩短时间、提高效率。这也是今后人工智能及大数据背景下急诊预检分诊及就诊模式的发展方向之一。